Beatrice Vogel

Das traumatisierte Herz

Beatrice Vogel

Das traumatisierte Herz

Befunde der bildgebenden Diagnostik bei Verstorbenen und Lebenden

Südwestdeutscher Verlag für Hochschulschriften

Imprint
Any brand names and product names mentioned in this book are subject to trademark, brand or patent protection and are trademarks or registered trademarks of their respective holders. The use of brand names, product names, common names, trade names, product descriptions etc. even without a particular marking in this work is in no way to be construed to mean that such names may be regarded as unrestricted in respect of trademark and brand protection legislation and could thus be used by anyone.

Publisher:
Südwestdeutscher Verlag für Hochschulschriften
is a trademark of
Dodo Books Indian Ocean Ltd., member of the OmniScriptum S.R.L Publishing group
str. A.Russo 15, of. 61, Chisinau-2068, Republic of Moldova Europe
Printed at: see last page
ISBN: 978-3-8381-2423-0

Zugl. / Approved by: Hamburg, Universität Hamburg, Diss., 2010

Copyright © Beatrice Vogel
Copyright © 2011 Dodo Books Indian Ocean Ltd., member of the OmniScriptum S.R.L Publishing group

Vorwort

Der Nachweis von Herztraumata ist für die bildgebende Diagnostik eine Herausforderung. Beim Verstorbenen kann gezielt nach einer Herzverletzung gesucht werden, Belastungen durch Umlagerung, Wiederholung und Strahlenbelastung spielen keine Rolle, der Befund lässt sich durch eine Autopsie bestätigen. Bei Lebenden können anders als bei Verstorbenen nicht immer alle Herzverletzungen erfasst werden. Der Nachweis eines Traumas mit bildgebenden Verfahren bietet beim Lebenden einen Vorteil/Beitrag für die Behandlungsplanung, Prognoseabschätzung und Klärung eines Tat-/ Unfallhergangs. Diesem steht der Nachteil einer Belastung des Patienten mit möglicher Gefährdung gegenüber, insbesondere bei fehlenden Konsequenzen für eine Therapie. Darum wurden die mit der bildgebenden Diagnostik nachgewiesenen Verletzungen an Lebenden zusammengestellt, sowie mit der bildgebenden Diagnostik und/oder mit der Autopsie Verstorbener verglichen. Geprüft wurde, welche Befunde der bildgebenden Diagnostik für die Herzverletzungen beim Lebenden und beim Verstorbenen beschrieben werden und ob sich bei Verstorbenen Befunde erheben lassen, die bei Lebenden nicht erfasst würden.
Muster werden beschrieben, sie sind typisch für verschiedene Traumata, wie z.B. Schuss, Stich und Sturz. Die Muster die bei Verstorbenen gefunden wurden, bieten sich an als Grundlage für die Suche nach Herzverletzungen bei Lebenden. Werden sie beachtet lassen sich bei Lebenden gezielt Verletzungen finden oder ausschließen.

Inhaltsverzeichnis

1. Fragestellung 5
2. Methode und Krankengut 6
3. Ergebnisse 8
   3.1 Perforierende Verletzungen 13
      3.1.1 Myokard, Septum, Perikard und Koronararterien 13
      3.1.2 Begleitverletzungen bei Herzperforation 19
   3.2 Stumpfe Herzverletzungen 20
      3.2.1 Myokard, Septum, Perikard, Koronararterien 21
   3.3 Bildgebende Diagnostik 28
      3.3.1 Herzwand, Septum und Klappen 28
      3.3.2 Perikard (Erguss, Hernierung) 34
      3.3.3 Koronararterien, Gefäße 38
      3.3.4 Luft/Luftembolie 40
      3.3.5 Fremdkörper 42
      3.3.6 Indirekte Zeichen – Begleitverletzungen 52
      3.3.7 Direkte und indirekte Zeichen in der bildgebenden Diagnostik ... 55
      3.3.8 Sturz aus großer Höhe 59
   3.4 Darstellung des Herzens mittels Pneumoangiographie und virtuelle Endoskopie des Herzens bei Verstorbenen 62
      3.4.1 Klappen, Herzhöhlen, Septum, Perikard 64
      3.4.2 Gefäße, Koronargefäße 71
      3.4.4 Fremdkörper 72
   3.5 Darstellung von Koronargefäßen bei Verstorbenen 74
      3.5.1 Darstellung von Koronargefäßen bei Verstorbenen: Luftfüllung ... 74
      3.5.2 Darstellung von Koronararterien bei Verstorbenen: Kontrastmittel ... 77
      3.5.3 Darstellung von Koronararterien bei Verstorbenen: Kalk 78
      3.5.5 Darstellung von Koronararterien bei Verstorbenen: 3D-Ausgussbild ... 80
4. Diskussion 81
   4.1 Verstorbene und Lebende 81
   4.2 Sektionsprotokolle 86
   4.3 Bildgebende Verfahren 87
   4.4 Autopsiebefunde und bildgebende Diagnostik 91
   4.5 Schlussfolgerungen 91
5. Zusammenfassung 93
6. Abkürzungsverzeichnis 94
7. Literaturverzeichnis 95
   Abbildungsverzeichnis 113
8. Danksagung 116

1. Fragestellung

Der Nachweis von Traumata des Herzens ist für die bildgebende Diagnostik eine Herausforderung, dies gilt für Lebende und Verstorbene. Beim Verstorbenen kann gezielt nach einer Herzverletzung gesucht werden, Belastungen durch Umlagerung, Wiederholung und Strahlenbelastung spielen keine Rolle, der Befund lässt sich durch eine Autopsie bestätigen. Beim Lebenden ist der Einsatz von bildgebenden Verfahren zu rechtfertigen: Der Nachweis eines Trauma bietet einen Vorteil/Beitrag für die Behandlungsplanung, Prognoseabschätzung und Klärung eines Tat-/Unfallhergangs. Diesem stehen der Nachteil einer Belastung des Patienten mit möglicher Gefährdung gegenüber, insbesondere bei fehlenden Konsequenzen für eine Therapie.

Bei Verstorbenen werden die Möglichkeiten von Schnittbildverfahren mit Angiographie und Endoskopie zum Nachweis von Herztraumata in der Rechtsmedizin zur Zeit erarbeitet [1, 2, 59, 114]. Bei Lebenden sind Schnittbildverfahren und Angiographie Bestandteil der Diagnostik. Sie finden sich in Veröffentlichung zu Herztraumata, meist in Fallbeschreibungen, dabei stehen sie allenfalls ausnahmsweise im Zentrum der Ausführungen [3-6, 8, 9, 14-17, 21, 22, 24, 27-33, 36, 39, 43, 46, 49, 50, 53, 55-57, 61, 62, 64, 66, 68, 79, 80, 90-93, 96, 97, 100, 104, 109, 111, 112, 114, 116-119, 125-129, 131, 132]. Bilder, die den Befund zeigen und Grundlage der Diagnostik, der Therapie und Prognoseabschätzung waren, werden selten veröffentlicht. Übersichtsarbeiten über Herzverletzungen gibt es in der Traumatologie, Herzchirurgie und vereinzelt in der Rechtsmedizin [42, 44, 48, 70, 85, 88, 120].

Aus dem Dargestellten ergibt sich, dass bei Lebenden anders als bei Verstorbenen nicht immer alle Herzverletzungen erfasst werden können. Daraus folgt der Ansatz der eigenen Untersuchungen: Die an Lebenden mit der bildgebenden Diagnostik nachgewiesenen Verletzungen sollen zusammengestellt, sowie mit der bildgebenden Diagnostik und/oder mit der Autopsie Verstorbener verglichen werden. Beantwortet werden sollen die Fragen:
Welche Befunde der bildgebenden Diagnostik werden für die Herzverletzungen beim Lebenden und beim Verstorbenen beschrieben?
Lassen sich bei Verstorbenen Befunde erheben, die bei Lebenden nicht erfasst würden?

2. Methode und Krankengut

Angaben zur Häufigkeit verschiedener Herzverletzungen bei Verstorbenen ergaben sich aus den Unterlagen des Instituts für Rechtsmedizin, Universitätsklinikum Hamburg-Eppendorf. Bei Lebenden wurde versucht eine Häufigkeit mit den Unterlagen der Asklepiosklinik Hamburg- St. Georg zu bestimmen; es fanden sich für den Zeitraum von 1990 – 2007 drei Beobachtungen, was mit dem Schriftum übereinstimmt, in dem vorwiegend über Einzelbeobachtungen und über kleinere Serien berichtet wurde [4-6, 8, 9, 15-18, 22, 23, 25, 28-34, 37, 40, 44, 47, 50, 51, 54, 56, 57, 59, 62, 63, 65, 67, 69, 80, 81, 91-94, 96, 97, 100, 104, 105, 109, 111, 112, 114, 116-119, 125-129, 131, 132]. In der Absicht möglichst unterschiedliche Traumata bei Lebenden und Verstorbenen zu erfassen, wurden Sammlungen durchgesehen und Institute und Personen um Ergänzendes gebeten.

Von **Verstorbenen** wurden 139 *Sektionsprotokollen* mit traumatischen Herzverletzungen des Krankengutes des Instituts für Rechtsmedizin, Universitätsklinikum Hamburg-Eppendorf, aus den Jahren 2000-2005 ausgewertet. Erfasst wurden Ursache, Art und Lokalisation stumpfer und perforierender Herzverletzungen und Begleitverletzungen umliegender Weichteilstrukturen und des knöchernen Thorax sowie ihre Häufigkeiten und Anteil an der tatsächlichen Todesursache. Hierzu wurde SPSS Statistics 17.0 für Mac genutzt. Zur Signifikanzbestimmung wurde der Chi^2-Test und der exakte Test nach Fischer verwandt.

Computertomogramme von 16 Verstorbenen, die in der Rechtsmedizin untersucht wurden, wurden ausgewertet und mit den Autopsien verglichen. Bei 10 Verstorbenen wurde nach Gabe von Luft in Herz und ins Gefäßsystem und bei 2 Verstorbenen ohne zusätzliche Luftfüllung eine virtuelle Endoskopie durchgeführt. Mit den zur Verfügung gestellten Befunden ergaben sich insgesamt 21 Befunde von Verstorbenen (Tabelle 2.1).

Einzelfälle von Verstorbenen stammen aus den Rechtsmedizinischen Instituten der Universität Hamburg (Direktor: Prof. Püschel), der Universität Kiel und Lübeck (Direktor: Prof. Kaatsch) und der Universität Bern (Arbeitsgruppe Virtuelle Autopsie; Direktor: Prof. Thali).

Bei **Lebenden** stammen die erfassten 22 Befunde von Herzverletzungen aus der Asklepiosklinik Hamburg- St. Georg, einer Schwerpunktklinik für Polytraumata mit herzchirurgischer Abteilung und aus den Sammlungen von Prof. Vogel, vormals Asklepioslinik Hamburg- St. Georg, jetzt Institut für Rechtsmedizin, Universitätsklinikum Hamburg-Eppendorf, Prof. Brogdon, University of South Alabama, Prof. Basif, University Hospital Jerusalem und Prof. Kamenica, Belgrad Militärkrankenhaus. Sie waren mit bildgebender Diagnostik dokumentiert. Ergänzt wurden sie mit 73 im Schriftum gefundenen Fallbeschreibungen.

Unterschieden wurden stumpfe und perforierende Verletzungen bei Opfern von Verkehrsunfällen (Autounfall und Anfahrverletzungen), Autoaggression, zum Teil auch aus der Psychiatrie, Sturz aus großer Höhe, Schuss, Stich, Druckwellen und Manipulationsverletzungen (Tabelle 2.1):

Tab. 2.1: Ursachen der erfassten Herzverletzungen

	Lebende Sammlung*	Schriftum**	Verstorbene Sammlung*	Sektionen	Beispiel Abb.
Verkehrsunfall	4	29	9	31	3.3.1.1a-d 3.3.3.2a-c
Autoaggression	4	1	0	0	3.3.5.4 3.3.5.6a/b
Sturz aus großer Höhe	0	13	4	38	3.3.8.1 3.3.8.2a/b
Schuss	5	8	2	18	3.3.5.10a-d 3.3.5.13a/b
Stich	4	17	2	31	3.3.1.3a/b 3.3.5.7a-c
Druckwellen	1	0	0	0	3.3.6.2a
Manipulation	3	1	0	1	3.3.1.4 3.3.3.3a/b
andere	1	4	4	20	3.3.2.1a/b 3.3.5.16a-d
gesamt	22	73	21	139	

* gesammelte Beobachtungen und eigene Untersuchungsserien
** aus Schriftum zusammengestellt

Bei Lebenden und Verstorbenen wurden Befunde der konventioneller Röntgendiagnostik, Computertomographie und Kernspintomographie erfasst und Abbildungen erstellt. Bei Lebenden wurde außerdem Befunde und Abbildungen mit Sonographie und Koronarangiographie einbezogen. Bei Verstorbenen wurden zusätzlich Befunde und Abbildungen mittels virtuelle Endoskopie und Pneumoangiographie des Herzens (Tabelle 2.2) erstellt. Befunde und Abbildungen der bildgebenden Diagnostik verbunden mit denen einer Autopsie stammen aus dem Institut für Rechtsmedizin, Universitätsklinikum

Hamburg-Eppendorf, der Arbeitsgruppe von Prof. Thali, Inselspital Bern und von Prof. Barsif, Jerusalem. Die Befunde der Autopsie waren durch Fotos dokumentiert.

Tab. 2.2: Bildgebende Diagnostik

Untersuchungsmethode	Lebende		Verstorbene	
	Sammlung[*]	Schriftum[**]	Sammlung[*]	Schriftum[**]
Natives Röntgen	16	29	2	0
CT	3	12	19[***]	0
MRT	0	0	2[****]	6
TTE, TEE	0	55	0	0
Angiographie	3	14	0	0
Pneumoangiographie	0	0	10	0
Virtuelle Endoskopie	0	0	12	0

[*] gesammelte Beobachtungen, mehr als 100%, bildgebende Verfahren mehrfach gezählt
[**] aus Schriftum zusammengestellt, mehr als 100%, bildgebende Verfahren mehrfach gezählt
[***] Eigene Untersuchungsserien, 2 von Brogdon und 1 von Vogel
[****] Thali

3. Ergebnisse

Die Herzverletzungen in den untersuchten Sektionsprotokolle, der eigenen Untersuchungen und der gesammelten Befunde ließen sich nach zwei Hauptgruppen unterteilen: perforierende und stumpfe Herzverletzungen. Zudem konnten Begleitverletzungen der beiden Gruppen erfasst werden.

Die häufigsten erfasste Verletzungsursachen bei Verstorbenen waren bei den perforierenden Herztraumata Schuss- und Stich, bei den stumpfen Traumata Sturz aus großer Höhe, Verkehrsunfälle als KFZ-Insasse und als Fußgänger, sowie Kompressionstraumata, Zugüberrollung und Flugzeugabsturz (Tabelle 3.1 und 3.2). Von den Verletzungen waren 43% (60/139) durch einen Unfall, 26% (37/139) in suizidaler Absicht und 30% (42/139) durch fremde Hand verursacht. Von den Verletzungen wurden 28% (39/139) in alkoholisiertem Zustand erlitten. Von den beschriebenen Herzverletzungen wurden 62% (87/139) als Todesursache angegeben. 121 Verletzte verstarben vor Ort, 27 wurden vor Ort reanimiert. Insgesamt waren 38 der Verstorbenen vergeblich reanimiert worden. Acht verstarben auf dem Weg ins Krankenhaus. Zehn wurden operiert und starben bei oder nach der Operation.

Tab. 3.1: Perforierende Verletzungen bei Verstorbenen (Sektion; n=50)

Ursache	
Stich	31
Schuss	18
Manipulation*	1

* Sternumpunktion

Tab. 3.2: Stumpfe Traumata bei Verstorbenen (Sektion; n=89)

Ursache	Anzahl
Sturz aus großer Höhe	38
Verkehrsunfall als KFZ-Insasse	20
Verkehrsunfall als Fußgänger	11
Kompression/Zerquetschung	6
Zugüberrollung	3
Flugzeugabsturz	3
Sonstige/unbekannt	8

Zunächst wurden die in den Sektionsprotokollen beschriebenen Herz- und Begleitverletzungen gesammelt und Verletzungstypen beschrieben. Das Ergebnis diente als Grundlage zur Analyse und Prüfung auf bestimmte Verletzungen in den Befunden der eigenen Sammlung. Dort konnten direkte und indirekte Zeichen in der bildgebenden Diagnostik herausgearbeitet werden: Ein direktes Zeichen beweist die Herzverletzung, ein indirektes Zeichen macht sie wahrscheinlich (Tabelle 3.3 - 3.5). Zu den direkten Zeichen gehören ein Kontrastmittelaustritt, ein Fremdkörper im Myokard und in der Herzhöhle und eine sichtbare Ruptur/Kontinuitätsunterbrechung der Herzwand. Zu den indirekten Zeichen gehören Luft innerhalb des Herzens und des Perikards, eine Verletzung der Nachbarschaftsorgane und in der Nachbarschaft des Herzens (u.a. Frakturen und Verlagerungen von Sternum, Rippen und Wirbeln, Kontusionen der Lungen, Einblutungen, Deformierungen der Thoraxwand, Flüssigkeitsansammlungen im Perikard und Pleura und Verletzungen der benachbarten Gefäße, insbesondere der Aorta und der Vena cava inferior).

Tab. 3.3: Perforierendes Herztrauma. Direkte Zeichen in der bildgebenden Diagnostik

	Verletzung	Befund	Bildgebung
Herzwand	Transmurale Perforation/Stichkanal	Kontrastmittelaustritt	Angiographie/ Ventrikulographie, CT
	Inkompletter Myokarddefekt	Spur des Stichs, des Geschosses	MRT, CT, Virtuelle Endoskopie
	Endokardriss	Kontinuitätsunterbrechung	Virtuelle Endoskopie
	Intramurales Hämatom	Kontrastmittelanreicherung,	Koronarangiographie, MRT
	Pseudoaneurysma	Ausweitung der Herzwand	Ventrikulographie, MRT, Echokardiographie
Perikard	Perikardruptur	Kontinuitätsunterbrechung	Virtuelle Endoskopie
	Hämoperikard/ Herzbeuteltamponade	Perikarderguss, eingeschränkte Beweglichkeit des Herzens/Kompression	Echokardiographie (TTE), CT, (MRT)
	Hernierung	Verlagerung des Herzens	Nativ, (CT), (MRT)
	Pneumoperikard	Luft im Perikard	Nativ, CT, (TTE) Echokardiographie
Koronararterie	RCA Perforation/Umblutung	Kontrastmittelaustritt	Koronarangiographie
	LAD (Verletzung)	Kontrastmittelaustritt	Koronarangiographie
Septum	Einriss	Kontinuitätsunterbrechung	Virtuelle Endoskopie
	Ventrikelseptumsdefekt	Kontrastmittelübertritt/ Shunt	Echokardiographie (TTE, TEE)
Klappen	Aortenklappenabriss, -anriss	Klappeninsuffizienz/Jet	Echokardiographie (TEE)
	Trikuspidalklappen-/ Mitralklappenabriss, -anriss	Klappeninsuffizienz/Jet Klappeninsuffizienz/Jet	Echokardiographie Echokardiographie
Papillarmuskel	(Mitralklappe) Abriss	Klappeninsuffizienz/Jet	Echokardiographie
Sonstiges:			
Luft	Luftembolie	Luft in Herzhöhlen, Weichteilen	Nativ, CT, MRT
Fremdkörper	Direkt (im Septum)*	Geschoss, Bolzen, Messer, Nadel, Bleistift	Nativ, CT, MRT, Echokardiographie, Sonographie Virtuelle Endoskopie
	Embolie	Geschoss, Nadel	Nativ, CT, MRT, Echokardiographie

TTE: Transthorakale Echokardiographie; TEE: Transösophageale Echokardiographie;
RCA: Rechte Koronararterie; LAD: Anteriorer Ast der linken Koronararterie
* auch in den Herzhöhlen

Tab. 3.4: Stumpfes Herztrauma. Direkte Zeichen in der bildgebenden Diagnostik

	Verletzung	Befund	Bildgebung
Herzwand	Transmurale Ruptur	Kontrastmittelaustritt	Angiographie/ Ventrikulographie
		Kontinuitätsunterbrechung	Virtuelle Endoskopie
	Einblutung (alle drei Schichten)	(Enhancement), Kontrastmittelanreicherung	MRT, ggf. CT
Perikard	Perikardruptur/-riss	Kontinuitätsunterbrechung	Virtuelle Endoskopie
	Hernierung	Herzverlagerung	Nativ, (CT), (MRT) Virtuelle Endoskopie
	Hämoperikard, HBT	Perikarderguss, eingeschränkte Beweglichkeit des Herzens/Kompression	Echokardiographie (TTE), CT, (MRT)
	Pneumoperikard	Luft im Perikard	Nativ, CT, Echokardiographie
Koronararterien	RCA Abriss (sub-/total)	Kontrastmittelaustritt	Koronarangiographie
	ACSS (Ruptur, Abriss, Umblutung)	Kontrastmittelaustritt	Koronarangiographie
	LAD(Verletzung/ Verschluss)	Kontrastmittelaustritt	Koronarangiographie
	CRX (Verletzung)	Kontrastmittelaustritt	Koronarangiographie
Septum	Ruptur Ventrikelseptumsdefekt	KontrastmittelübertrittShunt	Echokardiographie (TTE, TEE)
	Atriumseptumdefekt	KontrastmittelübertrittShunt	Echokardiographie
	Einblutung	(Enhancement), KM	MRT
Klappen	Pulmonalklappenanriss, -abriss	Klappeninsuffizienz/Jet	Echokardiographie (TEE)
	Aortenklappenanriss, -abriss	Klappeninsuffizienz/Jet	Echokardiographie (TEE)
	Trikuspidalklappenanriss, -abriss	Klappeninsuffizienz/Jet	Echokardiographie
	Mitralklappenanriss	Klappeninsuffizienz/Jet	Echokardiographie
Papillarmuskel	Abriss	Klappeninsuffizienz/Jet	Echokardiographie
	(Mitralklappe) Chorada tendinea-Abriss	Klappeninsuffizienz/Jet	Echokardiographie
Sonstiges			
Luft	Luftembolie	Luft in Herzhöhlen, Weichteilen	Nativ, CT, MRT
Fremdkörper	z.B. Schaltknauf	Fremdkörper im Herzen	Nativ, CT, MRT, ggf. Sonographie

TTE: Transthorakale Echokardiographie; TEE: Transösophageale Echokardiographie
RCA: Rechte Koronararterie; ACSS: Stamm der linken Koronararterie; LAD: Anteriorer Ast der linken Koronararterie; CRX: R. circumflexus der linken Koronararterie

Tab. 3.5: Stumpfes und perforierendes Trauma. Indirekte Zeichen in der bildgebenden Diagnostik

Lokalisation	Verletzung	Befund	Bildgebung
Knöcherner Thorax	Rippenserienfraktur	Kontinuitätsunterbrechung	Nativ, CT
	Sternumverletzung	Kontinuitätsunterbrechung	Nativ, CT
Pleura	Hämatothorax	Blut im Pleuraspalt	Nativ, CT
	Pneumothorax	Luft im Pleuraspalt	Nativ, CT, Virtuelle Endoskopie
Trachea/Lunge	Trachealeinriss		
	Perforierender Lungendefekt		
	Lungenanspießungen	Rippenfraktratur mit Fragment	Nativ, CT, MRT, Virtuelle Endoskopie
	Lungenkontusionen	Verdichtungen, Prellmarken	Nativ, CT, MRT
	Lungenparenchymruptur		CT
	Hauptbronchusabriss, einriss	-	CT
Zwerchfell	Zwerchfellruptur/-hernie	Abdominalorgane intrathorakal	CT, Virtuelle Endoskopie
Herznahe Gefäße	Aorta ascendens-Verletzung	Flüssigkeit im Perikard	Echokardiographie (TTE), CT, MRT
	Tr.pulmonalis-Verletzung	Flüssigkeit im Perikard	Echokardiographie (TTE), CT, MRT
	V.cava inferior-Verletzung	Flüssigkeit im Perikard	Echokardiographie (TTE), CT, MRT
	V.cava superior-Verletzung	Flüssigkeit im Perikard	Echokardiographie (TTE), CT, MRT
Ösophagus	Ösophagusruptur	Fistelung	CT, MRT

TTE: Transthorakale Echokardiographie; TEE: Transösophageale Echokardiographie

3.1 Perforierende Verletzungen

Bei perforierenden Verletzungen bei Lebenden und Verstorbenen fanden sich zwei Ursachen: Schuss- und Stichverletzungen. Sonderfälle waren Herzverletzungen nach Sternumpunktion, nach Fall auf Bleistift [33], Schraubenzieherstich [54,119], Nagel einer Nagelpistole [22], Eispickelstich [59] und autoagressive Handlungen mit Nadel- und Drahteinführung aus der Psychiatrie [55], sowie Armbrustbolzenschuss- [96] und Butscher' gun- Verletzung [118]. In den Recherchen zeigte sich, dass es je nach kulturellem Hintergrund unterschiedliche Häufungen der beiden Hauptverletzungsursachen in den einzelnen Ländern und Gebieten gibt [11, 21, 43, 55].

Bei der Auswertung der Sektionsprotokolle waren Stichverletzungen mit 21% (31/139) die zweithäufigste Ursache der Herzverletzungen in Hamburg, und die häufigste perforierende Herzverletzung in Hamburg insgesamt. Von den Stichverletzungen führten 87% (27/31) auch schließlich zum Tode. Perforierende Herztraumata insgesamt waren bei 84% (42/50) der Verstorbenen todesursächlich.

3.1.1 Myokard, Septum, Perikard und Koronararterien

Bei **Verstorbenen** zeigten sich perforierende Verletzungen in den **Sektionsprotokollen** am häufigsten mit transmuralen Perforationen und gelegentlich in inkompletten Herzwandverletzungen. Diese betrafen vor allem die Wand der Ventrikel. Die Wand der Vorhöfe war nur selten betroffen. Stichverletzungen des rechten und linken Ventrikels waren fast ausschließlich spitzennah und betrafen sowohl Vorder-, Seiten- als auch Unterwand. Stichverletzungen der Vorhöfe waren insgesamt selten, der rechte Vorhof war bei 7 Verstorbenen (14%;7/50) und damit häufiger betroffen, als der linke Vorhof (2%;1/50), wo die Verletzung basisnah lokalisiert war. Die Verletzungen des rechten Vorhofs waren im Herzohr, in der Vorderfläche klappennah und einmal als Durchstich sowohl in der Vorder- als auch Hinterwand lokalisiert. Schussverletzungen der Ventrikel und Vorhöfe zeigten ein ähnliches Bild. Der linke Ventrikel war einzeln am häufigsten bei Stichverletzungen betroffen, während Schussverletzungen fast immer -mit Ausnahme der Einzelverletzung des linken Ventrikels- den rechten Ventrikel, als Einzelverletzung oder im Rahmen einer Mehrfachverletzung mit maximal einer anderen Herzhöhle, betrafen (Tabelle 3.1.1).

Tab. 3.1.1: Perforierende Verletzungen am Herzen

Lokalisation	Lebende (n=29) (aus der Literatur)	Verstorbene (n=50)****	Anmerkung im Schriftum
Rechter Vorhof	3% (n=1)	8% (n=4)	14-24%
Linker Vorhof	0%	2% (n=1)	3-5%
Rechter Ventrikel	50% (n=15)**	26% (n=13)	40-43%
Linker Ventrikel	40% (n=12)***	28% (n=14)	33-40%
Mehrfachverletzung	0%*	34% (n=17)	0% *
Perikard	66% (n=20)	98% (n=49)	-100%
Hämoperikard/HBT	61% (n=18)	72% (n=36)	-100%
Ventrikelseptum	32% (n=9)	36% (n=18)	5%
Koronararterien	12% (n=4)	6% (n=3)	4-5%
- Rechte Koronararterie (RCA)	6% (n=2)	6% (n=3)	0,6% (13% der 4- 5%)
- R. interventricularis anterior (LAD)	6% (n=2)	0%	4 % (87% der 4 – 5%)

* Wird i.d.R nicht überlebt
** Einer verstarb
*** Zwei verstarben
**** mehr als 100%; Perikard, Ventrikelseptum, Koronararterien getrennt gezählt

Von den Einzelverletzungen des rechten Ventrikels waren 94% (18/19) todesursächlich, 68% (13/19) waren durch perforierende Verletzungen verursacht und 47% (9/19) mit einer Herzbeuteltamponade verbunden.

Bei den Verstorbenen waren 36% (18/50) der Septumverletzungen durch perforierende Verletzungen verursacht, dabei stellte sich kein signifikanter Unterschied zwischen Schuss- oder Stichverletzung als Ursache heraus. Diese Verletzungen zeigten sich nur als Ventrikelseptumdefekt.

In den Sektionsprotokollen gingen 98% (49/50) der perforierenden Herzverletzungen mit einer Perikardbeteiligung einher. Dabei war der perforierende Defekt die häufigste Perikardverletzung insgesamt. Bei 36 (72%;36/50) der Verstorbenen war der perforierende Defekt mit einer Blutansammlung im Perikard begleitet, 21 mal (42%;21/50) in Form einer Herzbeuteltamponade. Bei insgesamt 97% (41/42) der todesursächlichen Herzverletzungen war das Perikard mitbetroffen.

Bei **Lebenden** fanden sich in den Beobachtungen aus der **Literatur** intramurale Hämatome, subtotale und transmurale Perforationen des Myokards, die meist isoliert den rechten (mit Angaben zwischen 40- 43%) oder linken Ventrikel (33-40%) sowie den rechten Vorhof (14-24%) oder linken Vorhof (3-5%) betrafen [1, 5, 6, 16, 21, 22, 33, 39, 54, 56, 57, 59, 60, 63, 76, 80, 81, 87, 88, 91, 93, 94, 96, 104, 111, 118, 119, 126] (Tab. 3.1.1.). Mehrfachverletzungen führten noch vor Ort zum Tode [11, 21]. Eine Häufung perforierender Herzverletzungen fand sich in den beiden Ventrikeln [11, 99]. In mehreren Studien zeigte sich, dass, wie oben genannt, nur Verletzungen eines Ventrikels oder einer Herzhöhle günstig fürs Überleben zu werten sind [11, 21, 60, 121].

Verletzungen mit Ventrikelseptumbeteiligung (5%) [56, 59, 87, 88, 91, 119] wurden bei einer Inzidenz von 4,5% bei penetrierenden Verletzungen [56] und mit Beteiligung der Klappen und der Papillarmuskeln (5%) beschrieben [5, 11, 39, 88, 119]. Vereinzelt wurde auch über iatrogen verursachte Perforationen bei z.B. Punktion und Herzkatheteruntersuchung mit Führungsdraht berichtet [111].

Eine bessere Überlebensrate und -chance bei Herzverletzungen durch Stichwunden (Mortalität 5 -20%) im Vergleich zu Schussverletzungen (Mortalität 15- 35%) wurde beschrieben [11, 21, 39, 60, 68, 74, 76, 121, 122].

Bei den Lebenden wurden die perforierende Perikardverletzung und das Hämoperikard mit bis zu 100% beschrieben [5, 6, 11, 16, 17, 21, 22, 33, 39, 54, 56, 57, 59, 60, 63, 74, 76, 80, 88, 91, 96, 98, 104, 119, 122, 126], vor allem in Form einer Herzbeuteltamponade [59, 91, 93]. Es gab divergierende Aussagen darüber, ob eine Herzbeuteltamponade sich günstig auf die Überlebensrate auswirkt [11, 21, 68, 79]. Koronararterienverletzung (4%-5% der perforierenden Verletzungen) wurden mit einer Häufung am Ramus interventricularis anterior (LAD/RIVA) der linken Koronararterie (87%) beschrieben [6, 11, 39, 56, 60, 63, 88, 113].

3.1.1.1 Stichverletzungen

Bei der Auswertung der **Sektionsprotokolle** gab es 31 **Verstorbene** mit Stichverletzungen, von denen 3 in suizidaler Absicht selbst zugefügt worden sind. Von den Stichverletzungen traten 80% (25/31) im Rahmen von Mehrfachstichverletzungen auf. Bei 87% (27/31) der Verstorbenen war die Herzverletzung die Haupttodesursache. Am häufigsten war der linke Ventrikel sowohl insgesamt, als auch einzeln betroffen. Am zweihäufigsten war der rechte Ventrikel einzeln und bei Mehrfachverletzung mit dem linken Ventrikel verletzt (Abb. 3.1.1.1). Der rechte Ventrikel war an der Vorderfläche verletzt, es gab einen Durchstich. Der linke Ventrikel war vor allem an der spitzennahen Seitenwand und Unterfläche verletzt, hier gab es 4 Durchstiche. Bei 32% (10/31) der Verstorbenen war das Septum verletzt, darunter 6 Ventrikelseptumdefekte (19%;6/31). Einmal wurde ein Mitralklappenabriss beschrieben und zweimal ein Mitralklappenpapillarmuskelabriss. Es kamen 30 Perikardverletzungen (96%;30/31) vor. Bei 23 Verstorbenen wurde ein Hämoperikard (74%;23/31) beschrieben.

Insgesamt wurden die Herzverletzungen bei Stichverletzungen länger überlebt und schneller versorgt, waren aber trotzdem meist todesursächlich.

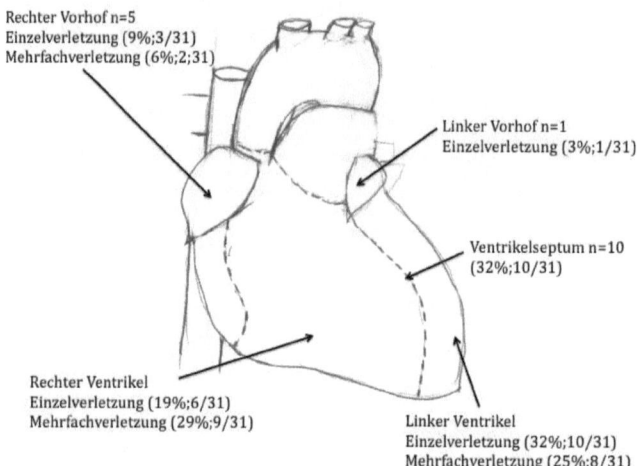

Abb. 3.1.1.1: Lokalisation von Stichverletzungen des Herzens bei Verstorbenen. Modifiziert nach Prometheus [107].

Bei den **Lebenden** in den aus der **Literatur** zusammengestellten Beobachtungen wurden beschrieben (wie im eigenem Krankengut), dass 6 - 40% der Opfer mit Stichverletzungen das Krankenhaus lebend erreichten [21, 83]. Bei diesen fanden sich Herzverletzungen mit transmuraler Perforation im linken Ventrikel [5, 11, 16, 56, 63, 74, 76] und rechten Ventrikel [6, 11, 16, 56, 57, 76, 80, 88, 91, 94], des Ventrikelseptums [56, 88, 91], sowie Verletzungen der Aortenklappen [6] und des Trikuspidalklappenpapillarmuskels [91]. Perikradverletzungen und Hämoperikard [11, 76, 88] waren häufig. Bei den Koronararterien wurden vor allem Verletzungen des Ramus interventricularis anterior (LAD/RIVA) der linken Koronararterie [7, 11, 56, 63] beschrieben. Trotzdem konnte beim Lebenden weit weniger Verletzungen nachgewiesen werden als beim Verstorbenen. Es gab Befunde, die sich in der Form beim Verstorbenen selten oder gar nicht fanden. Ein Beispiel ist der Fremdkörper im Herzen. Die Verletzungen wurden selten bei Verstorbenen beschrieben, da sie entweder schon entfernt worden waren oder diese Verletzungen besser behandelt werden konnten und daher eher überlebt wurden [33, 57, 59, 96, 104] (siehe 3.3.2). Ein Fall ist die auch unten aufgeführte Verletzung des rechten Vorhofs bei einem Fall auf einen Bleistift [33] (Abb. 3.3.5.2a und b).

3.1.1.2 Schussverletzungen

In den **Sektionsprotokollen** fanden sich 18 **Verstorbene** (12%;18/139) mit Herztraumata bei Schussverletzungen. Vier (22%;4/18) waren in suizidaler Absicht ausgeführt. Bei 7

(38%;7/18) Verstorbenen wurde die Verletzung im alkoholisierten Zustand erlitten. Bei den Schussverletzungen waren die Vorhöfe selten betroffen (zwei transmurale Perforationen des rechten Vorhofs, eine Perforation des linken Vorhofs). Die Ventrikel waren signifikant häufiger betroffen. Der rechte Ventrikel war bei insgesamt 72% (13/18) der Verstorbenen in Form einer transmuralen Perforation und einem Endokardriss mit Myokardriss betroffen, 33% (6/18) davon waren Einzelverletzungen und 27% (5/18) mit dem linken Ventrikel zusammen verletzt (Abb. 3.1.1.2). Lokalisiert waren die Schussverletzungen vor allem in der Vorder- und Seitenwand. Bei 55% (10/18) der Verstorben war der linke Ventrikel transmural zu gleichen Teilen an der Vorder-, Seitenwand und Unterfläche perforiert, 4 waren Einzelverletzungen. Septumverletzungen wurden bei 44% (8/18) der Verstorbenen beschrieben (5 Ventrikelseptumdefekte, 3 Risse). Zudem wurden 2 Mitralklappenabrisse und ein Trikupidalklappenabriss beschrieben.

Bei der Auswertung zeigte sich ein Zusammenhang zwischen der betroffenen Herzhöhlen und, ob der Schuss in suizidaler Absicht oder von fremder Hand ausgeführt wurde. Bei suizidalen Schussverletzungen war immer der rechte Ventrikel alleine oder in Kombination mit dem linken Ventrikel verletzt. Bei Schussverletzungen durch einen Zweiten gab es auch Einzelverletzungen des linken Ventrikels und des rechten Vorhofs sowie unterschiedliche Mehrfachverletzungen.

Bei einem Fall wurde im Rahmen eines Steckschusses ein Fremdkörper im Herzen beschrieben.

Von den 18 Schussverletzungen des Herzens waren 14 todesursächlich (77%;14/18).

Alle Schussverletzungen betrafen auch das Perikard. Bei 55% (10/18) der Verstorbenen wurde ein Hämoperikard festgestellt, von diesen lagen 38% (7/18) als Herzbeuteltamponade vor. Einmal wurde die rechte Koronararterie verletzt.

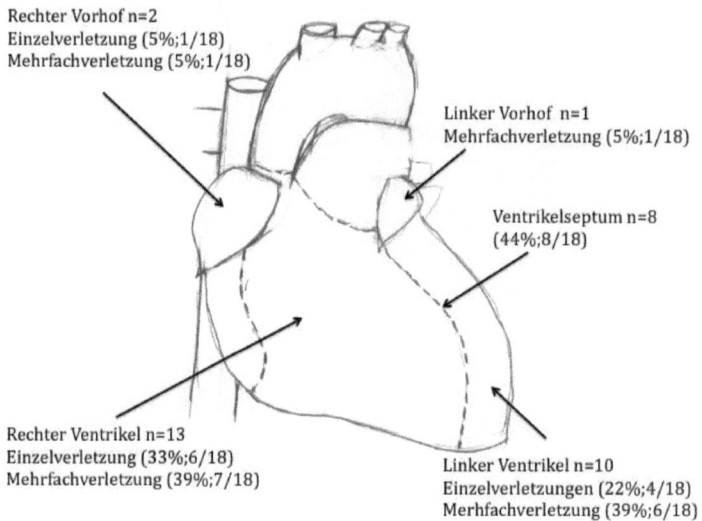

Abb. 3.1.1.2: Lokalisation von Schussverletzungen des Herzens bei Verstorbenen. Modifiziert nach Prometheus [107].

In der **Literatur** und **eigenem Krankengut** wurden bei **Lebenden** Herzverletzungen im Rahmen einer Schussverletzung vor allem mit transmuraler Perforation (rechter Ventrikel) und Fremdkörper im Herzen/Septum [22, 52, 96, 104, 119] aufgeführt, selten des linken Ventrikels [126]. In den USA werden 10% (von 30 000) der an Schussverletzungen Gestorbenen auf eine Herzverletzung zurückgeführt, 11% der Schussverletzungen allgemein erreichen lebend das Krankenhaus, von diesen haben 4% eine Herzverletzung [82]. Bei den Fremdkörpern wurden Herzsteckschüsse und Granatsplitter beschrieben, die zum Teil, kurzfristig aber auch Jahre bis Jahrzehnte z.b. nach einem Krieg im Körper verblieben waren und überlebt wurden [52, 104]. Nach dem ersten Weltkrieg wurde beschrieben, dass die Soldaten mit Herzsteckschüssen, eine Überlebenschance von 10% hatten. Insgesamt lebten 450 Soldaten nach dem Krieg mit Herzsteckschüssen ohne Entfernung [52]. Es fanden sich auch mehrere Berichte über Verletzungen im Rahmen eines Suizidversuchs z.B. mit einer Butcher's gun, die kurzfristig oder länger überlebt wurden und sich im linken Ventrikel befanden [119] (Abb. 3.3.5.15 a und b). Es zeigte sich eine Abhängigkeit der Überlebensrate von der Größer des Kalibers. So besteht eine höhere Überlebenschance bei kleineren Kalibern durch die geringere Gewebsverletzung (eigenes Krankengut).

3.1.2 Begleitverletzungen bei Herzperforation

Tab.3.1.2: Perforierendes Trauma. Häufige Begleitverletzung bei Verstorbenen (Sektion;n=49*)

Lokalisation		Schuss n= 18	Stich n= 31
Pleura	Hämatothorax	16 (88%)	27 (87%)
	Pneumothorax	13 (72%)	21 (67%)
Lunge	Perforierender Lungendefekt	15 (83%)	22 (71%)
Zwerchfell	Zwerchfellverletzung	5 (27%)	9 (29%)
Knöcherner Thorax	paravertebrales Rippenfraktur	2 (11%)	1 (3%)
Herznahe Gefäße	Tr. Pulmonalisverletzung	0 (0%)	4 (12%)
	Aorta ascendens Verletzung	1 (5%)	2 (6%)

* ohne Sternumpunktion
** mehr als 100%; Mehrfachverletzungen getrennt gezählt

Bei den **Lebenden** wurde der Hämatothorax, der Pneumothorax, auch Spannungspneumothorax, Hämatopneumothorax, Stichverletzungen der Lunge, sowie Zwerchfellverletzungen beschrieben [6, 16, 39, 56, 63, 76, 99, 118, 119, 122, 126]. Verletzungen der großen Herzgefäße waren insgesamt selten und wurden mit 5% angegeben, unter diesen waren Vena cava superior-Verletzungen, Trauncus pulmonalis- (am häufigsten) und Aortenverletzungen [1, 17, 33, 76, 94], da sie schnell zum Tode führen [43, 52].

3.1.2.1 Begleitverletzungen bei Stichverletzungen

Bei **Verstorbenen** zeigten die herznahen Gefäßen Perforationen des Truncus pulmonalis (12%;4/31), der Aorta ascendens (6%;2/31), Vena cava superior (6%;2/31), der A. pulmonalis dexter (3%;1/31) und Vv. pulmonalis sinister (3%;1/31).

Eine geringe Häufung fand sich bei fremd verursachten linksseitigen parasternalen Rippendurchstichsverletzungen (12%;4/31), die fast ausschließlich mit einer Verletzung des rechten Ventrikels, sowie mit einer Verletzung der Lungenarterien/Truncus pulmonalis und einem ausgeprägten rechtsseitigen Hämatothorax einhergingen.

Rippendurchstichsverletzungen in mittleren Clavicularlinie (MCL) links (6%;2/31) waren ausschließlich fremd verursacht und betrafen ausschließlich den linken Ventrikel ohne Hämatothorax. Rippenverletzungen kamen auch in der Scapularlinie (SAL) (6%;2/31) und paravertebral (3%;1/31) vor. Bei den Stichverletzungen gab es 3 (9%;3/31) Verstorbene mit Sternumverletzung.

Bei den Begleitverletzungen gab es bei 71% (22/31) der Verstorbenen eine Stichverletzung des Lungenparenchyms vor allem auf der linken Seite, sowie einen

Hämatothorax (87%;27/31) und einem Pneumothorax (61%;21/31), meist beidseits oder links. Das Zwerchfell war bei 9 (64%;9/31) Verstorbenen mitbetroffen (Tabelle 3.1.2). Stichverletzungen waren die Verletzungen, bei denen am häufigsten Ösophagusverletzungen (6%;2/31) beschrieben wurden. Zweimal wurde eine Luftembolie (6%;2/31) beschrieben (als einzige Verletzungsursache). Die dazugehörigen Herzverletzungen betrafen zum einen isoliert die Vorderfläche des rechten Vorhofs und isoliert als Durchstich den rechten Ventrikel. Es wurden keine zusätzlichen Begleitverletzungen beschrieben.

Bei **Lebenden** wurden vor allem Lungenparenchymverletzungen [63, 76], Pneumothorax [11, 76, 88], Hämatothorax [11, 56, 76] und Ösophagusverletzungen [11, 60] als bedeutend beschrieben. Große Herzgefäße waren selten betroffen [11, 17, 76, 94].

3.1.2.2 Begleitverletzungen bei Schussverletzungen

Bei den **Verstorbenen** waren die herznahen Gefäße selten mit verletzt. Es zeigten sich eine Aorta ascendens-Perforation (5%; 1/18), eine Vv. pulmonalis dexter-Perforation (5%;1/18). Am knöchernen Thorax zeigten sich bei 5 (27%;5/18) Verstorbenen Schussverletzungen der Rippen (vordere Axillarlinie (5%;1/18), paravertebral (11%;2/18), parasternal (5%;1/18), hintere Scapularlinie (11%;2/18)), ein Sternumdurchschuss auf Höhe der 3./4. Rippe (5%;1/18).
Bei 15 (83%;15/18) Verstorbenen zeigte sich ein perforierender Lungendefekt. Bei 16 (88%;16/18) wurde ein Hämatothorax, bei 13 (72%;13/18) ein Pneumothorax und bei zwei Parenchymeinblutungen (11%;2/18) beschrieben. Das Zwerchfell war bei 5 (27%;5/18) Verstorbenen mit verletzt (Tabelle 3.1.2).
Am Mediastinum wurden zweimal Einblutungen (11%; 2/18) und einmal ein Defekt (5%;1/18) beschrieben. Von den 18 Herzstichverletzungen zeigte sich bei 10 eine abdominelle Beteiligung (55%;10/18).

3.2 Stumpfe Herzverletzungen

Von den in den **Sektionsprotokollen** erfassten **Verstorbenen** waren 63% (88/139) der Herzverletzungen stumpfe Verletzungen. Zu den Verletzungsursachen gehörten Sturz aus großer Höhe, Verkehrsunfall als KFZ-Insasse und als Fußgänger, Kompression, Zugüberrollung und Flugzeugabsturz (Tabelle 3.1). Von den stumpfen Herztraumata waren 51% (45/88) todesursächlich. Die häufigste Ursache, die zu einer Herzverletzung führte, war mit 27% (38/139) der Sturz aus großer Höhe, 52% (20/38) dieser Verletzungen waren auch todesursächlich. Beim stumpfen Thoraxtrauma gehen 15 % mit einer Herzverletzung einher, 50% dieser Traumata sind tödlich. Der Verletzungsmechanismus wurde auf direkten Druck auf den Thorax (am häufigsten), starke Dezeleration, plötzliche Kompression des Abdomens (wie z.B. bei einem Pferdetritt [40]) und sekundär durch Sternum- oder Rippenverletzungen [106] zurückgeführt.

3.2.1 Myokard, Septum, Perikard, Koronararterien

Bei den *Verstorbenen* zeigten sich stumpfe Verletzungen in kompletten Wandrupturen, als inkomplette Endokard- und Epikardrisse und -blutungen (keine Verblutungsblutungen), sowie in inkompletten Rissen und als kompletter Abriss/Durchriss des Herzens. Häufig kam es zur Verletzung an der Mündungsstelle der Vena cava inferior in den rechten Vorhof (11%;10/88; 28% (4/14) aller stumpfen Einzelverletzungen des rechten Vorhofs) und des rechten Herzohrs (4%;4/88). Von den Septumverletzungen waren 7 (18%;7/88) Folge eines Sturzes aus großer Höhe (Abb. 3.2.1). Sie zeigten sich als unspezifische Rupturen, als Vorhofseptumdefekt und mit Einblutungen (Tabelle 3.2.1). Bei den Verstorbenen gingen 49 (55%;49/88) der stumpfen Herztraumen mit einer Perikardverletzung einher. Diese zeigte sich vor allem in Form einer Ruptur (47%;42/88), aber auch in Dehnungsrissen (4%;4/88), Unterblutungen (3%;3/88) und Einblutungen (2%;2/88). Bei 36 (40%;36/88) Unfallopfern war Blut im Perikard, 5 (5%;5/88) davon waren als Herzbeuteltamponade (HBT) hämodynamisch relevant.

Der Hauptstamm der rechten Koronararterie war bei 9% (14/88) verletzt, 7% (7/88) davon waren durch ein stumpfes Trauma bei Verkehrsunfällen und Sturz aus großer Höhe bedingt. Die 3 (3%;3/88) Verletzungen des linken Koronararterienstammes waren alle durch stumpfe Traumata, bei Verkehrsunfall und Sturz aus großer Höhe bedingt.

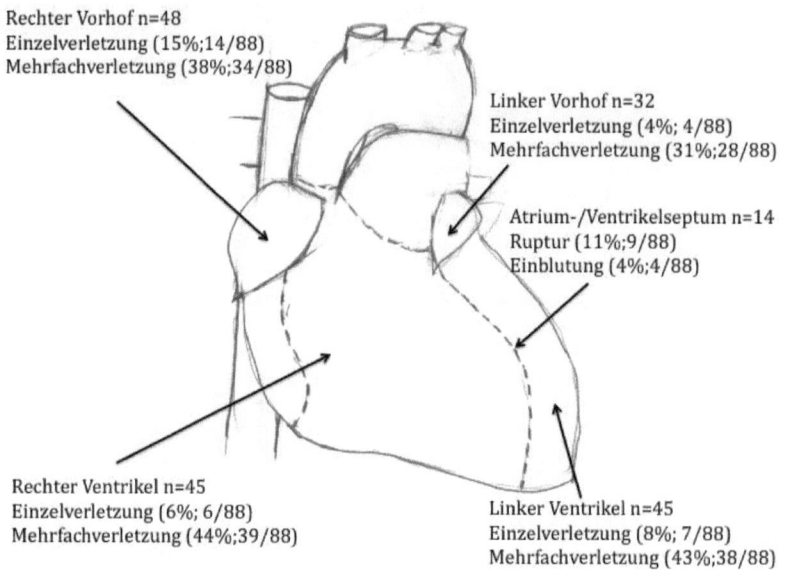

Abb. 3.2.1: Lokalisation von stumpfen Traumata des Herzens bei Verstorbenen. Modifiziert nach Prometheus [107].

Bei **Lebenden** fanden sich bei etwa 3-15% der Thoraxtraumata Herzverletzungen und bei 60% der schwer Polytraumatisierten [98], von denen 50% im Verlauf zum Tode führen, bei Herzluxation 30%-60% [4, 45, 100]. Über die Hälfte waren auf Verkehrsunfälle zurückzuführen [31, 45, 97, 106]. Die häufigste Herzverletzung beim Lebenden ist die Herzkontusion. Diese wird klinisch und nicht bilddiagnostisch nachgewiesen. Eine Ausnahme stellte die transösophageale Echokardiographie dar, bei der die Möglichkeit bestand z.B. mögliche begleitende Hypokinesien oder Risse des Myokards darzustellen (44%) [86, 106].

Bei Lebenden wurden Perikardrisse (bei weniger als 0,3% der stumpfen Thoraxtraumen) und komplette Wandrupturen der einzelnen Herzhöhlen (15% erreichen lebend das Traumazentrum), des Septums in Form eines Vorhof- und Ventrikelseptumdefektes (bei weniger als 1% der stumpfen Thoraxtraumen), als direkte Folge oder Spätkomplikation bei traumatisch bedingtem Myokardinfarkt [10, 25, 47, 106, 116] beschrieben. Auch Klappenverletzungen, die vor allem mit Aortenklappen-, Mitralklappen- und Trikuspidalklappeninsuffizienzen vertreten waren und oft nur durch ein Herzgeräusch bemerkbar waren, sowie Papillarmuskelabrisse [10, 31, 47, 97, 116, 123], Aortenverletzungen, Koronarverletzungen [10, 24, 106] und Herzluxationen [4, 25, 31, 34, 62, 97, 91, 100, 123, 127, 128, 132] wurden beschrieben. Ähnlich wie bei den Verstorbenen zeigte sich auch hier eine Häufung im Bereich des rechten Herzens [45, 75]. Beschrieben wurden Perikardrupturen (60%) [4, 31, 32, 34, 62, 92, 97, 100, 128, 132], Hämoperikard [28, 29, 50, 67, 105, 112, 114] und Herzbeuteltamponade [31, 37, 40].

Tab. 3.2.1: Stumpfe Verletzungen am Herzen

Lokalisation	Lebende (n=43) (Literatur)	Verstorbene (n=88)****
Rechter Vorhof	11% (n=5)**	15% (n=14)
Linker Vorhof	0 %	4% (n=4)
Rechter Ventrikel	14 % (n=6)***	6% (n=6)
Linker Ventrikel	9 % (n=4)**	8% (n=8)
Mehrfachverletzung	0%*	57% (n=51)
Perikard	34% (n=15)	55% (n=49)
Hämoperikard/HBT	23% (n=10)	20% (n=19)
Hernierung	30% (n=13)	4% (n=4)
Septum (VS, AS, Ruptur)	16% (n=7)	11% (n=10)
Septum (Einblutung)	0%	4% (n=4)
Koronararterien	12% (n=4)	14% (n=13)
- Rechte Koronararterie (RCA)	4% (n=2)	11% (n=10)
- Hauptstamm der linken Koronararterie	2% (n=1	3% (n=3)
- R. interventricularis anterior (LAD)	27% (n=12)	0%
- R. circumflexus (CRX)	4% (n=2)	0%

VS= Ventrikelseptum; AS= Atriumseptum;
* Wird i.d.R nicht überlebt
** Einer verstarb
*** Drei verstarben
**** mehr als 100%; Perikard, Herzseptum, Koronararterien getrennt gezählt

3.2.1.1 Sturz aus großer Höhe

Bei den 38 **Verstorbenen** nach Sturz aus großer Höhe kam es bei 27 zum Sturz in suizidaler Absicht. Am häufigsten war die Mehrfachverletzung der Ventrikel (18%;7/38), gefolgt von den Einzelverletzungen des rechten Vorhofs (15%;6/38) und des linken Vorhofs (10%;4/38), sowie der Mehrfachverletzung der beiden Vorhöfe (10%;4/38) und der Mehrfachverletzung aller Herzhöhlen (10%;4/38). Bei 7 (18%;7/38) Verstorbenen war das Septum mit einem Vorhofseptumdefekt (5%;2/38), einer Ruptur (7%;3/38) oder Einblutung (5%;2/38) mit betroffen. Bei 4 (10%;4/38) Verstorbenen wurden eine Verletzung der Trikuspidalklappe beschrieben, zwei (5%;2/38) davon zusammen mit einer Mitralklappenbeteiligung. Einmal (2%;1/38) wurde eine Aortenklappenverletzung beschrieben. Die Herzverletzungen beinhalteten Rupturen, beim rechten Vorhof vor allem im Bereich der Mündungsstelle der Vena cava inferior und des Herzohres sowie intramurale Dehnungsrisse und Einblutungen an der Vorder- und Hinterfläche sowohl in der Außen- als auch Innenhaut. Im linken Vorhof waren die Verletzungen vor allem im

Bereich der Lungenvenen zu beobachten. Bei den Ventrikeln gab es vor allem Rupturen und Einblutungen im Perikard der Vorder- und Unterfläche des Herzens. Es zeigten sich aber auch Perikardverletzungen (47%;18/88) mit Rupturen und Dehnungsrisse. Flüssigkeit im Perikard wurde mit Hämoperikard (52%;20/88) Herzbeuteltamponade (5%;2/88) beschrieben.

Bei *Überlebenden* nach Sturz aus großer Höhe wurden Verletzungen des rechten Vorhofs [114], des rechten Ventrikels [30] und des linken Ventrikels [37] beschrieben. Es wurden Septumverletzungen mit Vorhofseptumdefekt [25] und Ventrikelseptumdefekt [8, 30] beschrieben, sowie Aortenklappenabriss [28], Trikuspidalklappenabriss [25], Mitralklappenpapillarmuskelabriss [131] und Hernierung des Herzens [4, 34, 100].

3.2.1.2 Verkehrsunfällen als KFZ-Insasse

Bei 20 *Verstorbenen* mit Herzverletzungen im Rahmen von Verkehrunfällen als KFZ-Insasse wurden 95% (19/20) im Rahmen eines Polytraumas beschrieben, 60% (12/20) wurden als Haupttodesursache angegeben. Am häufigsten war das rechte Herz betroffen. Die Einzel- (25%;5/20) und Mehrfachverletzung (25%;5/20) des rechten Vorhofs war führend, im Bereich der Vorder- und Hinterfläche sowie der Mündungsstelle der Vena cava inferior, gefolgt von der Einzel- (15%;3/20) und der Mehrfachverletzung (30%;6/20) des rechten Ventrikel, die vor allem im Bereich der Vorder- und Unterfläche lag. Meist kam es zu einer Ruptur und einer intramuralen Einblutung des Perikards. Eine Septumbeteiligung wurde bei 2 (10%;2/20) Verstorbenen mit einer Ruptur und einer Einblutung beschrieben. In jeweils einem Fall waren sowohl beide Segelklappen als auch beide Taschenklappen angerissen.

Bei *Lebenden* war der Verkehrsunfall die häufigste Ursache für eine stumpfe Herzverletzung insgesamt. So fanden sich bei 20% der Verkehrsunfallopfer eine Ruptur des Herzens und des Perikards mit einer Häufung von Rechtsherzverletzungen [4, 29, 32, 47, 67, 81, 92, 97, 109, 114, 116] sowie dadurch bedingte Luxationen des Herzens [4, 31, 47, 67, 92, 129]. Bei den Septumverletzungen fanden sich Vorhofeseptumdefekte [10, 116, 123] und Ventrikelseptumdefekte [47, 123], bei den Klappenverletzungen Trikupidalklappen- und -papillarmuskelabriss [31, 97, 123], Trikuspidal-Chorda-Tendinea-Riss [123], Mitralklappen-Chorda-Tendinea-Ruptur [51] und Aortenklappenuptur [10, 123].

3.2.1.3 Verkehrsunfällen bei Fußgängern

Es fanden sich 11 *Verstorbene* mit Herzverletzungen in den S*ektionsprotokollen* auf Grund von Verkehrunfällen als Fußgänger. Einer davon als Suizid. Bei über der Hälfte waren die Opfer alkoholisiert. Alle traten im Rahmen eines Polytraumas auf. Am häufigsten ist der rechte Vorhof (63%;7/11) verletzt, sowohl als Einzelverletzung (18%;2/11) als bei Mehrfachverletzungen (45%;5/11), vor allem im Bereich der Mündungsstellen der Vena cava inferior und an der Vorderfläche. Die beiden Ventrikel waren am zweithäufigsten mit betroffen, der rechte Ventrikel (54%;6/11) vor allem an der Vorderfläche und der linke Ventrikel (45%;5/11) an Vorder- und Unterfläche. Bei einem Verstorbenen mit einer Ruptur des rechten und linken Ventrikels wurde ein Ventrikelseptumdefekt (9%;1/11) beschrieben. Zudem wurde jeweils eine Verletzung der Mitralklappe (9%;1/11), des Mitralklappenpapillarmuskels (9%;1/11) und der Aortenklappe (9%;1/11) beschrieben. Von Herzverletzungen gingen 54% (6/11) mit einer Perikardverletzung einher (Ruptur und Umblutung). Bei 3 Verstorbenen (27%;3/11) wurde ein Hämoperikard beschrieben, wobei nur eines in Form einer Herzbeuteltamponade (9%;1/11) hämodynamisch relevant war.

Von den Herzverletzungen war 45% (5/11) todesursächlich.

Bei *Lebenden* fanden sich in der Literatur bei Anfahr-/Überrollverletzungen kaum Rupturen der Herzhöhlen, die nicht gleich tödlich endeten. Die Trikuspidalklappenruptur [97] wurde nach Anfahrverletzung beschrieben. Zweimal wurde eine Hernierung des Herzens nach Anfahrverletzung beschrieben [62, 97].

3.2.2 Begleitverletzungen stumpfer Traumata

Auffallend war, dass Koronargefäßverletzungen gehäuft mit bestimmten Sternumfrakturlokalisationen auftraten: Von den 6 gemeinsamen Sternumfrakturen und Verletzungen der rechten Koronararterie lagen alle einzelnen und mehrfachen Querbrüche im Bereich der 2./3. und 3./4. Rippe. Bei den beiden Verstorbenen, bei denen sowohl Sternum als auch Stamm der linken Koronararterie verletzt waren, lag die Sternumverletzung beide Male um den Bereich der 2./3. Rippe. Das entspricht 50% der Stammverletzungen der linken Koronararterie. Die Erklärung ist in der Nähe der Strukturen zu vermuten bzw. von der Ausbreitungsrichtung der Verletzung. Die Koronargefäßverletzungen gingen immer mit einem Hämoperikard/ Herzbeuteltamponade bzw. bei rupturiertem Perikard mit einem Hämatothorax einher. Die häufigsten Begleitverletzungen sind in der Tabelle 3.2.2 zusammengefasst.

Tab. 3.2.2: Stumpfes Trauma. Häufige Begleitverletzungen bei Verstorbenen (Sektion; n=89)

Lokalisation		Anzahl*
Knöcherner Thorax	Rippenserienfraktur	75 (85%)
	Sternumverletzung	29 (33%)
Pleura	Hämatothorax	71 (80%)
	Pneumothorax	56 (63%)
Lunge	Lungenanspießungen	53 (60%)
	Lungenkontusionen	50 (56%)
	Lungenparenchymruptur	30 (34%)
	Hauptbronchusabriss	9 (11%)
	Zwerchfellruptur	15 (17%)
Herznahe Gefäße	Aorta ascendens- Verletzung	26 (29%)
	Tr.pulmonalis- Verletzung	13 (14%)
	V.cava inferior- Verletzung	13 (14%)
	V.cava superior- Verletzung	8 (9%)

* mehr als 100%; Mehrfachverletzungen mehrfach gezählt

Häufige Begleitverletzungen bei lebenden Patienten sind Hämatothorax [39], Pneumothorax, Hämatopneumothorax, Lungenkontusion [4, 8, 10, 25, 28, 31, 32, 45, 62, 92, 97-100, 116, 129, 132], Rippenfrakturen [10] und Sternumfraktur (32%) [36]. Der Spannungspneumothorax wurde zwar selten aber auch beschrieben [99]. Pneumo- und Hämomediastinum gingen mit Herzverletzungen einher [62, 92, 100, 109, 132] sowie Vena cava inferior-Risse [116] und Aortarisse [106, 109]. Bei den Gefäßverletzung wurden meist Risse beschrieben und keine Abrisse. Koronararterienverletzungen sind selten und finden sich meist in der Verletzung des Ramus interventricularis anterior (LAD/RIVA) der linken Koronararterie [9, 11, 15, 18, 23, 37, 44, 47, 69, 105, 125]. Beim knöchernen Thorax wurden vor allem Rippen- und Rippenserienfrakturen [4, 10, 23, 28, 47, 62, 69, 97, 114, 128], Sternumfrakturen [31, 92, 97, 114] und Wirbelsäulenfrakturen [15, 28, 100] beschrieben.

3.2.2.1 Begleitverletzung bei Sturz aus großer Höhe

Gefäßverletzungen waren im Vergleich zu den anderen Verletzungsursachen häufig. Am häufigsten war der Tr. pulmonalis/Lungenarterien betroffen (38%;15(7/4/4)/38), gefolgt von der Aorta ascendens (21%;8/38), Aortenbogen (10%;4/38) und der V. cava inferior (13%;5/38). Aortenverletzungen traten mit Verletzungen des rechten Vorhofs (5%;2/38), mit Mehrfachverletzungen beider Vorhöfe (7%;3/88), beider Ventrikel (2%;1/38) und aller

Ventrikel (2%;1/88) auf. Ansonsten traten Gefäßverletzungen nicht signifikant abhängig zu bestimmten Herzhöhlenverletzungen auf.

Herzverletzungen bei Sturz aus großer Höhe gingen oft mit multiplen Frakturen des Knochenapparates (Brustwirbelsäule, Rippen, Becken etc.) einher. 97% (37/38) gingen mit Rippenfrakturen, 86% (33/38) mit mehrfachen Rippenserienfrakturen einher. Diese waren meist paravertebral, in der vorderen Axillarlinie (VAL) und mittleren Clavicularlinie (MCL) lokalisiert. Das Sternum war bei 8 (21%;8/38) Verstorbenen frakturiert. Sieben (18;7/38) der Sternumverletzungen waren Querbrüchen, davon 6 (15%;6/38) im Bereich 3./4. Rippe.

Es gab Unterschiede bei suizidbedingten Verletzungen und Unfällen. So kam es zu Herzverletzungen mit Wirbelsäulenverletzungen vor allem im Rahmen des Suizids. Brustwirbelsäulenverletzungen (35%;6/17) sogar ausschließlich bei Sturz aus großer Höhe im Rahmen eines Suizids. Ähnliches galt auch für Clavicula- und Scapulaverletzungen. Bei den Brustwirbelsäulenverletzungen kam es vor allem zur Mehrfachverletzung beider Ventrikel, sowie aller Herzhöhlen und der beiden Vorhöfe.

Herzverletzungen bei Sturz aus großer Höhe zeigten sich zusammen mit Hämatothorax (84%;32/38), Pneumothorax (60%;23/38), Lungenkontusionen (55%;21/38), Lungenanspießungen (57%), Parenchymrupturen (36%;14/38), Hauptbronchusabriss (13%;5/38) und Mediastinaleinblutung (18%;7/38).

Insgesamt waren die Überlebenszeiten länger und Versorgung häufiger.

Bei **Überlebenden** wurde an Begleitverletzungen Perikardruptur, Pneumoperikard, Pneumomediastinum, Lungenkontusion, Pneumothorax, Hämatothorax, Hämatopneumothorax, Rippenfrakturen, Wirbelsäulenfrakturen beschrieben [4, 8, 25, 28, 34, 100, 114]. Hernierung des Herzens fanden sich als Befund bei Lebenden [4, 34, 100]. Bei den großen Gefäßen zeigten sich bei Lebenden Vena cava inferior Verletzungen und kaum Aortenverletzungen. Hier gab es der Verletzungen des Ramus interventricularis anterior (LAD/RIVA) der linken Koronararterie [37, 44].

3.3 Bildgebende Diagnostik

Bei der bildgebenden Diagnostik Verstorbener und Überlebender fanden sich Zeichen für Herzverletzungen. *Direkte Zeichen* beweisen die Herzverletzung, *indirekte Zeichen* machen sie wahrscheinlich. Struktur und Unfallursache bestimmen Verletzung und Verletzungsmuster.
Den in den Sektionen gefundenen Verletzungen ließen sich Befunde zuordnen.
Geprüft wurden Verletzungen der Herzwand, der herznahen Gefäße und der Nachbarschaftsstrukturen. Befunde von Verletzungen, die eine Herzverletzung begünstigen, wie z.B. Instabilität des knöchernen Thorax, und Befunde, die auf Grund einer Herzverletzung zu erheben waren, wie z.B. ein Hämatothorax, wurden erfasst.
Im Folgenden werden die Beobachtungen behandelt.

3.3.1 Herzwand, Septum und Klappen

Eine *Verletzung der Herzwand* ergab in der bildgebenden Diagnostik unterschiedliche Befunde. Erfasst wurde der direkter Nachweis einer *Ruptur* (Abb. 3.3.1.1a-d) oder *Perforation des Myokards* (Abb. 3.3.1.2a und b, Abb. 3.3.1.3a und b). Die Einblutung beim Stichkanal zeigte sich im MRT im Myokard als signalintensive Zone. Bei der Autopsie war es mit dieser zusätzlichen Information möglich den Stichkanal gezielt darzustellen (Abb. 3.3.1.2b).
Risse des Endo- oder Epikards waren mit bildgebender Diagnostik nicht nachzuweisen. Dies gelingt im Rahmen der virtuellen Endoskopie bei Verstorbenen. Inkomplette Risse des Myokards waren in Einzelfällen sichtbar.

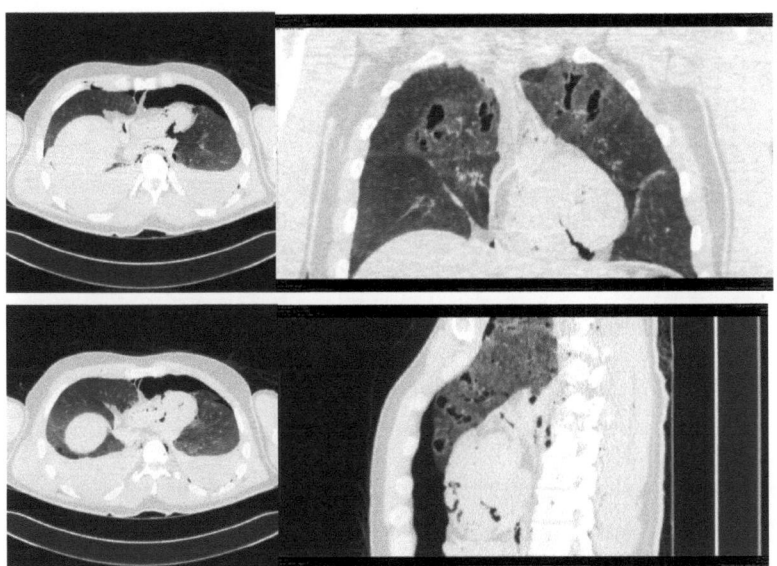

Abb. 3.3.1.1a-d: Ruptur des Myokards des rechten Ventrikels; Hämatopneumothorax beidseits, Lungenparenchymruptur; kollabiertes Herz; Luft in den Herzhöhlen; Verkehrsunfall mit Rippenserienfraktur. Post mortem CT.

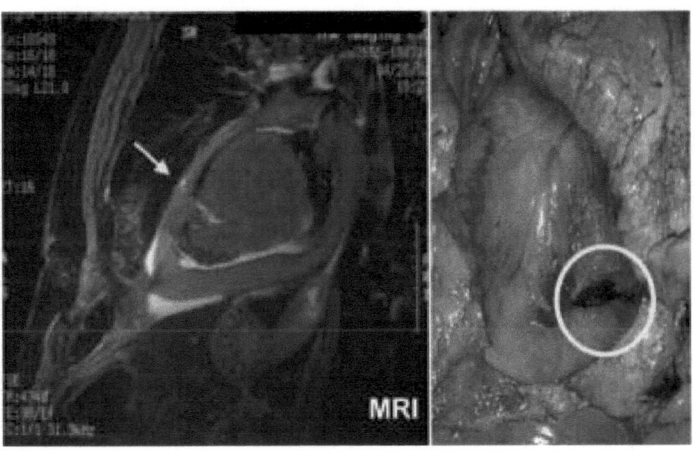

Abb. 3.3.1.2a und b: Stichkanal im Myokard als strichförmige Signalalteration (Pfeil). Post mortem MRT (a); klaffender Defekt (Kreis) bei der Autopsie (b) [102]. RSNA 2003 (5)

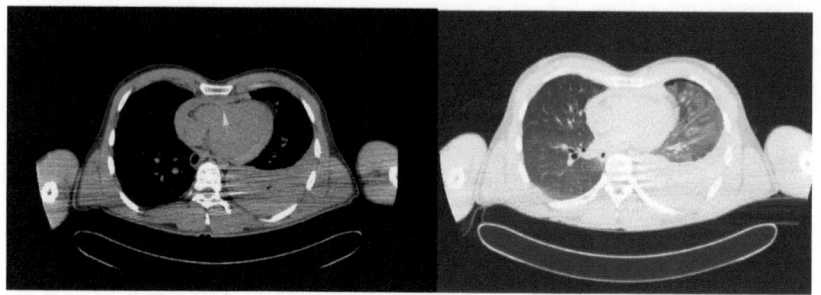

Abb. 3.3.1.3a und b: Stichkanal des Myokards im Bereich des rechten Ventrikels (Pfeil); Hämoperikard, z.T. thrombosiert (a) und Hämtopneumothorax (b). Post mortem CT.

Bei Kontrastmitteluntersuchung war der *Kontrastmittelaustritt* aus dem Herzen oder Koronararterien beweisend. (Abb. 3.3.1.4).

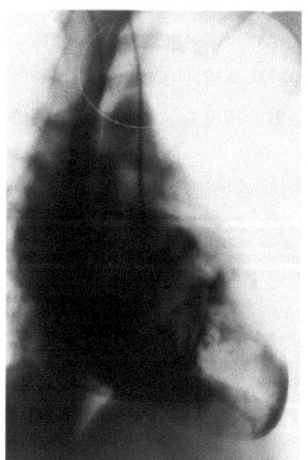

Abb. 3.3.1.4: Myokardperforation; Kontrastmittelaustritt aus dem Ventrikel ins Perikard; Kontrastmittelinjektion in den Ventrikel. Angiokardiographie.

Venenkatheter können das Myokard im Übergangsbereich zwischen rechtem Vorhof und rechtem Ventrikel perforieren. Dieses ist einer der Gründe für die Röntgenkontrollaufnahme nach Platzierung von Vena-cava-Kathetern und von Ports. Eine Katheterlage mit Ende in der Vena cava superior wird angestrebt wegen der Perforationsgefahr im Übergangsbereich der Vena cava inferior und rechtem Vorhof.

Bekannt waren Perforationen im rechten Vorhof und im rechten Ventrikel nach Kontrastmittelinjektion durch den Jet des Kontrastmittels beim Austritt aus dem Katheter.

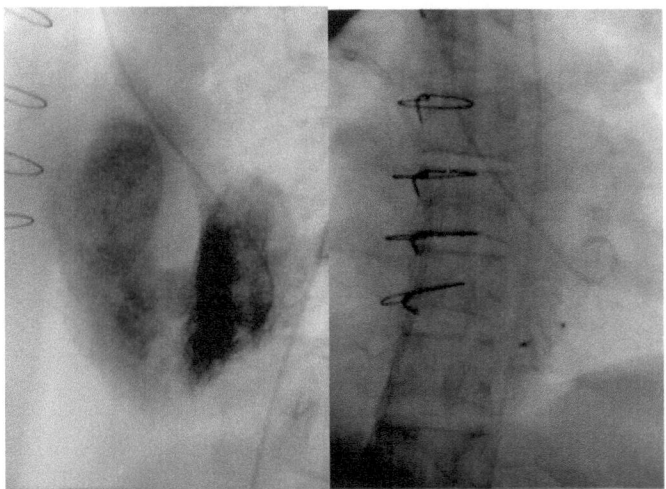

Abb. 3.3.1.5a und b: Stichverletzung durch das Ventrikelseptums. Postoperativ durchgeführte Angiokardiographie (a). Bei Injektion von Kontrastmittel in den linken Ventrikel kommt es zum Übertritt von Kontrastmittel in den rechten Ventrikel durch den Defekt im muskulären Ventrikelsepum.
Bei der Erstoperation war nur der stichbedingte Defekt im Myokard verschlossen worden. Der Defekt wurde mit einem Amplatz-Okklusionskatheter (b, Positionierung im Defekt) verschlossen [91.] Pesenti-Rossi et al. 2003, © 2003 American College of Chest Physicians (8).

Die *transthorakale und transösophageale Echokardiographie* erlaubte den Nachweis von Defekten in Septen, Myokard und Klappen (Abb. 3.3.1.5a und b, Abb. 3.3.1.6a-c , Abb. 3.3.1.4, Abb. 3.3.1.7a-c, Abb 3.3.1.8).
Die *veränderten Flussverhältnisse* ließen sich im Dopplersonogramm nachweisen. Die Flussphänomene wiesen auf die Verletzungen hin, eine gezielte Suche ermöglichte den Nachweis des Klappeneinrisses und des Septumdefekts. Die mit der transösophagealen Echokardiographie erfassten Bilder betrafen die Trikuspidal- und die Aortenklappe und das Atriumseptum (Abb. 3.3.1.6a-c, Abb. 3.3.1.7a und b, Abb. 3.3.1.8a-c, Abb. 3.3.1.9).

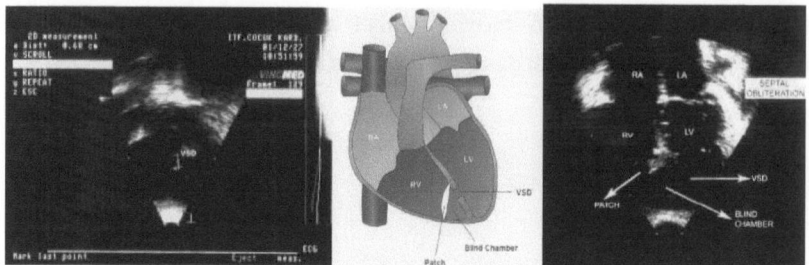

Abb. 3.3.1.6a-c: Defekt des muskulären Ventrikelseptums (Ausdehnung: 6,8 mm; Druckgradienten: 70,8 mmHg). Transthorakale Echokardiographie (a). Schema des Vorgehen beim Verschluss („septal operation technique")(b). Kontrolle nach erfolgreichem Verschluss (c). Sturz aus großer Höhe. RA: rechtes Atrium, LA: linkes Atrium, RV: rechter Ventrikel, LV: linker Ventrikel, VSD: Ventrikelseptumdefekt [30]. Dayioglu et al. 2004, mit freundlicher Genehmigung von Dr. M Ugurlucan (9).

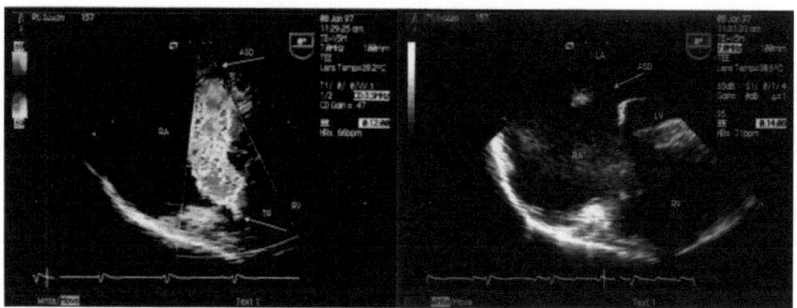

Abb 3.3.1.7a und b: Erschwerter Rückfluss über Trikuspidalklappe (a) als Folge der Ruptur eines Segels. Der Rückflussjet ist exzentrisch und gerichtet auf den durch das Trauma verursachten Atriumseptumdefekt. Transösophagealer Farbdoppler. ASD: Atriumseptumdefekt; RA: Rechtes Atrium; RV: Rechter Ventrikel; TR: Trikuspidale Regurgitation. Großer Defekt des Atriumseptum (b) im Bereich des Septum primum. ASD: Atriumseptumdefekt; LA: Linkes Atrium; RA: Rechtes Atrium; RV: Rechter Ventrikel [25]. Chirillo et al. 1998, © 1998 BMJ Publishing Group Ltd. (10).

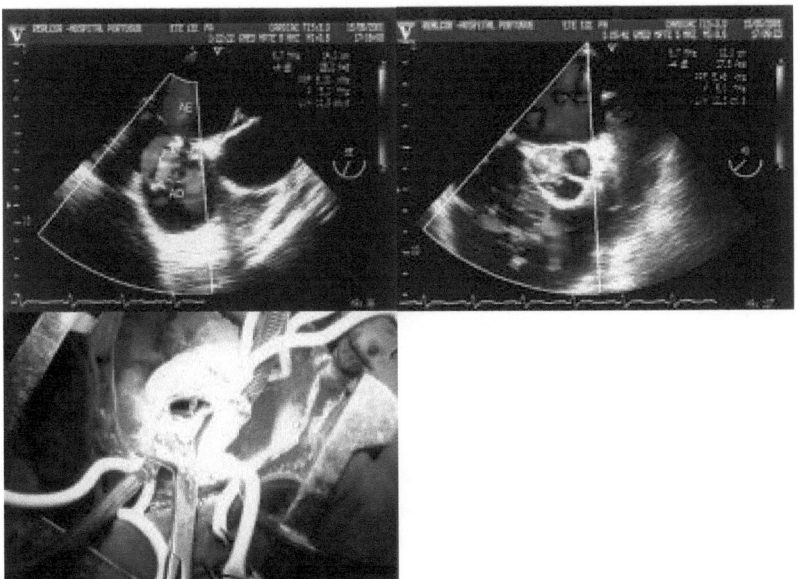

Abb. 3.3.1.8a – c: Trauma mit verschiedenen Rupturen; Ruptur des Atriumseptum (a). Ruptur des vorderen Segels der Aortenklappe mit Aorteninsuffizienz (b). Transösophageale Echokardiographie, intraoperativer Situs (c) [10].
Arruda Filho et al. 2004, © 2003 Revista Brasileira de Cirurgia Cardiovascular (11).

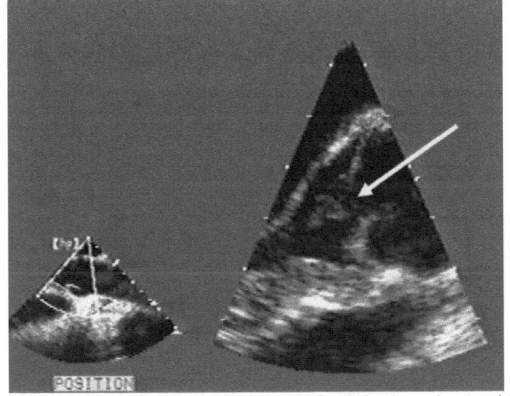

Abb. 3.3.1.9: Abgerissenes Segel der Aortenklappe (Pfeil). Transösophageale Echokardiographie [28]. Cooper et al. 2000, mit freundlicher Genehmigung von Prof. DJ Cooper (12).

Oft fand sich ein begleitendes *Hämoperikard* (Abb. 3.3.1.10a und b), oder ein begleitender *Hämatothorax* (Abb. 3.3.1.3a und b), der bei fehlender Verletzung eines herznahen Gefäßes, an eine Ruptur denken lassen muss.

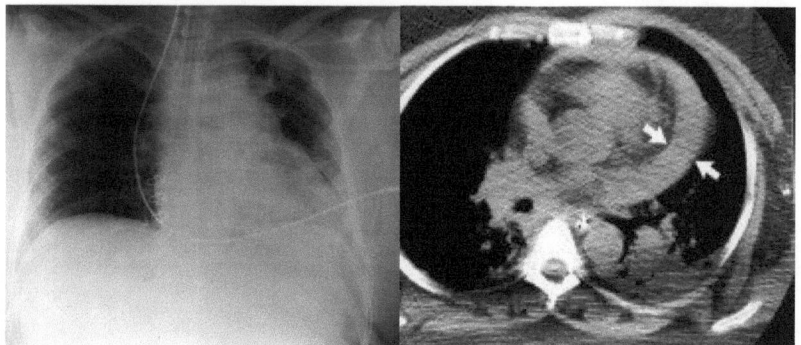

Abb. 3.3.1.10a und b: Ruptur des rechten Ventrikels (post mortem gefunden), Hämoperikard und Herzbeuteltamponade. Verbreitertes Mediastinum mit unscharfer Herzbegrenzung. Thoraxaufnahme bei Aufnahme (a); Herzbeuteltamponade (Pfeile)(b). CT. Die Ursache, der Einriss des rechten Ventrikels, ist nicht zu erkennen. Verkehrsunfall [67]. Krejci et al 2000, © 2000 American Roentgen Ray Society (13).

3.3.2 Perikard (Erguss, Hernierung)

Die traumatisch bedingte *Einblutung in das Perikard* war im CT, MRT oder durch die transthorakale Echokardiographie erfassbar (Abb. 3.3.1.10 a und b, Abb. 3.3.2.1a und b und 3.3.2.2a und b).

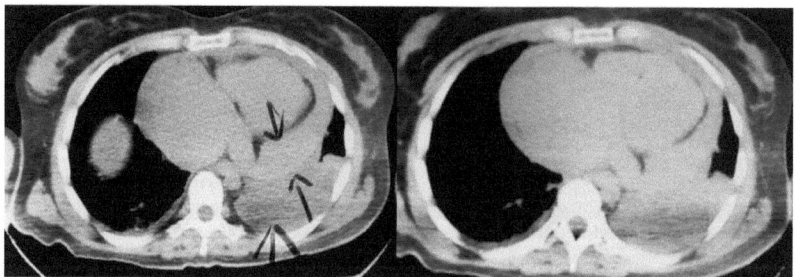

Abb. 3.3.2.1a und b: Perikardtamponade, Hämatothorax (Pfeile). Nach Flugzeugabsturz. Post mortem CT.

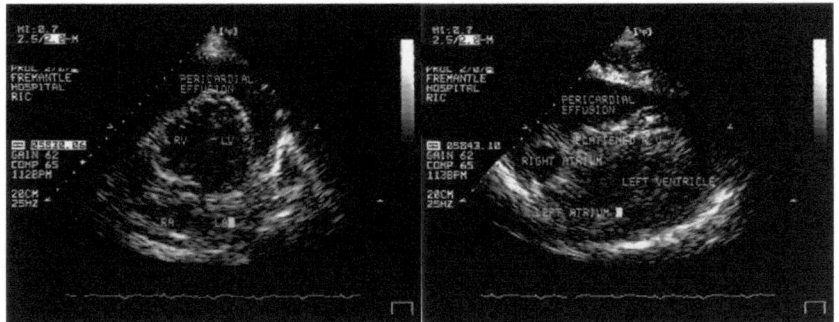

Abb. 3.3.2.2a und b: Perikardeinblutung nach Thoraxwandtrauma. Transthorakale Echokardiographie. Längs- und Querschnitt. Verkehrsunfall [40]. Dunsire et al. 2001, © 2001 by Oxford University Press (15).

Die *Verlagerung des Herzens* konnte ein Hinweis auf eine Hernierung des Herzens durch einen Perikardriss sein (Abb. 3.3.2.3a – d, Abb. 3.3.2.4).

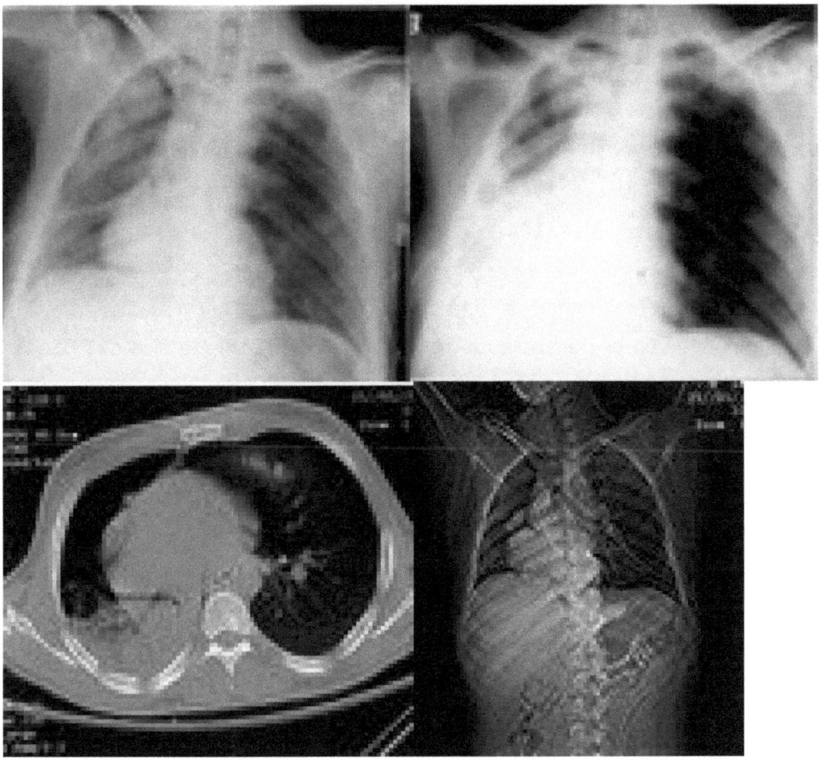

Abb. 3.3.2.3a –d: Bei der Aufnahme (a) leichte Verlagerung des Herzens nach rechts, die im Verlauf (b) zunimmt. Andere Ursachen der Verlagerung wie ein Pneumothorax, Erguss, Zwerchfellparese und Atelektase ließen sich ausschließen. Die Computertomographie (c und d) zeigt einen Pleuraerguss der rechten Seite und die Verlagerung des Herzens durch den Einriss im Perikard [31]. De Amicis et al. 2003 © Texas Heart Institute, Houston (16).

Eine Hernierung nach rechts fiel nativdiagnostisch auf (Abb. 3.3.2.4, Abb. 3.3.2.5).

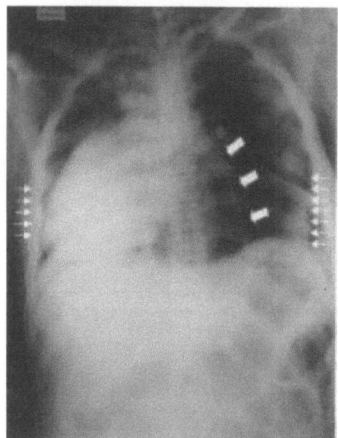

Abb. 3.3.2.4: Verlagerung des Herzens nach rechts. Luft im Perikard (große Pfeile), Pneumothorax beidseits (kleine Pfeile) und Verlagerung des Mediastinums nach rechts [132]. Wong Pong Sing 2003 (17).

Eine Hernierung mit Durchtritt durch den Einriss ist weniger leicht zu vermuten. In Einzelfällen konnte durch eine intrapleural gelegte Drainage, über die sich das Perikard mit Luft füllte, der Defekt im Perikard nachgewiesen werden. Beim Verstorbenen zeigte sich die Hernierung im post mortem CT (Abb. 3.3.2.6).

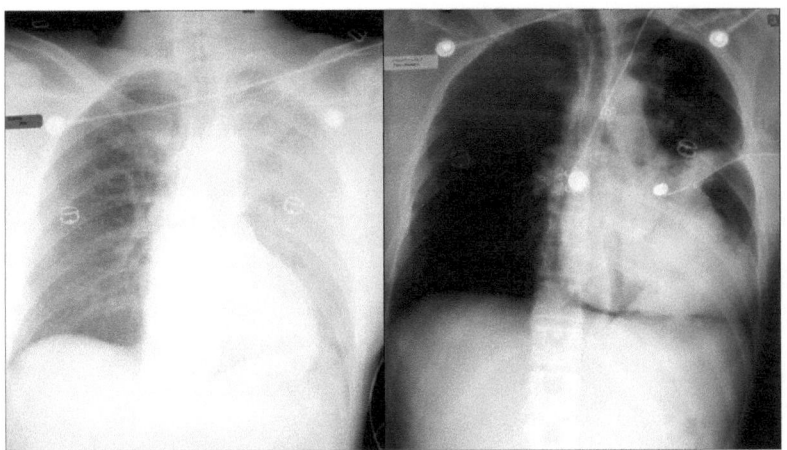

Abb. 3.3.2.5a und b: Hernierung nach links, Pleuraerguss links (a). Die zur Entlastung des Pleuraergusses eingelegte Drainage führt zu einem Pneumoperikard (b), was die Verletzung nachweist. Die Durchtrittsstelle ist durch Nachzeichnung der Herzkonturen nach Luftfüllung zu lokalisieren. Thoraxwandtrauma [100]. Rippey et al. 2004, mit freundlicher Genehmigung von Dr. S Rao (18).

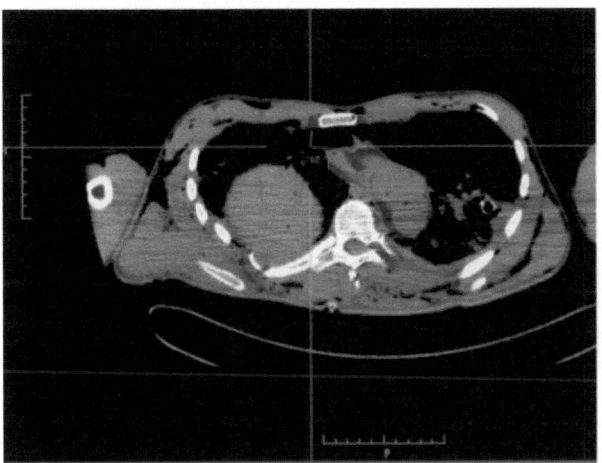

Abb. 3.3.2.6: Perikardruptur mit Luxation des Herzens in die linke Thoraxhälfte, kollabiertes Herz, Luft in den Weichteilen, multiple Rippenfrakturen. Motorradunfall. Post mortem CT.

3.3.3 Koronararterien, Gefäße

Mit der *Koronarangiographie* waren Verletzungen von Koronararterien darstellbar. In Einzelfällen kann es durch die Verletzung zu einer Verlegung der Koronararterien kommen (Abb. 3.3.3.1a und b).

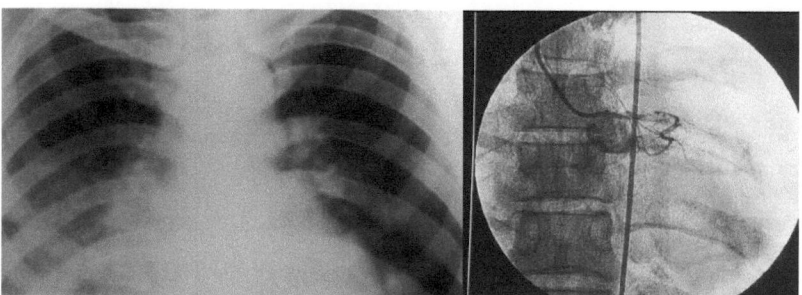

Abb. 3.3.3.1a und b: Verdichtungen der rechten Lunge parakaridal durch Kontusion der Lunge mit multiplen Einblutungen auf der rechten Seite (a) mit Verschluss der Arteria coronaria sinistra (b). Koronarangiogramm. Symptome und Laborbefunde weisen auf einen Infarkt bei dem vorher gesunden und völlig unauffälligen Patienten hin. Stumpfes Thoraxtrauma [105]. Sinha et al. 2003, © Indian Heart Journal (20).

Der *Abriss der großen Gefäße* oder ihr Einriss führte zu einer Einblutung ins Mediastinum und damit zu einer massiven *Mediastinalverbreiterung*, oft mit Einblutung in die Pleura (Abb. 3.3.3.2a – c).

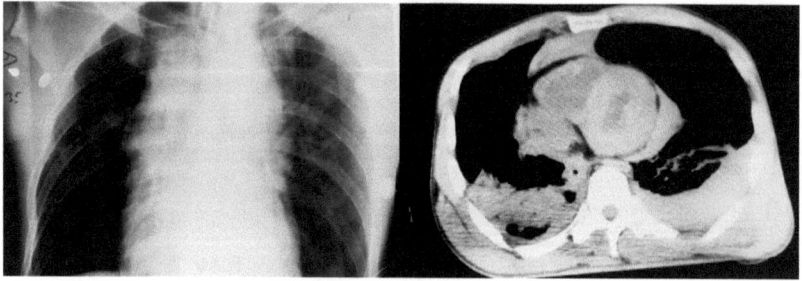

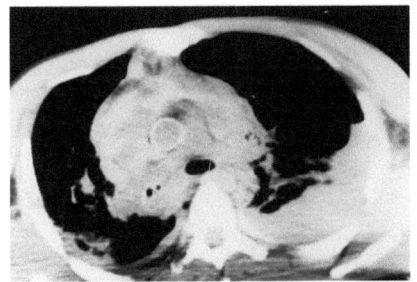

Abb. 3.3.3.2a – c: Breites Mediastinum (a). Abriss der Aorta (b und c). CT. Stumpfes Thoraxtrauma bei Verkehrsunfall. Durch die spätere Autopsie bestätigt.

Beim Versuch der Rekanalisierung von Verschlüssen der Koronararterien konnte es zu Perforationen kommen (Abb. 3.3.3.3a und b), die im Einzelfall mit der transthorakalen Echokardiographie nachgewiesen wurden. Das *Hämatom* kann so groß sein, dass es den rechten Ventrikel komprimiert und operativ entlastet werden muss.

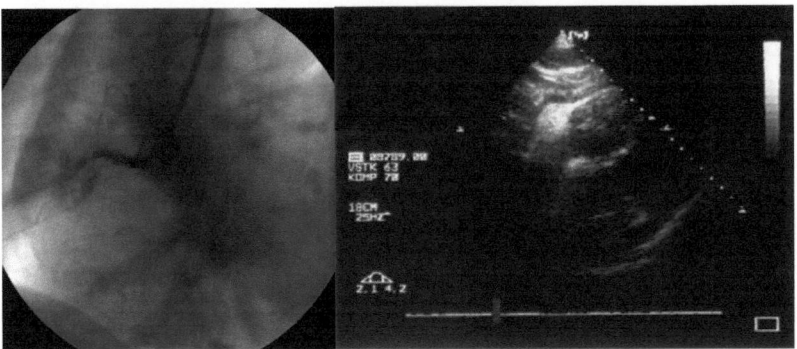

Abb. 3.3.3.3a und b: Kontrastmitteldepot (a) in der Umgebung der Verlegungsstelle der rechten Koronararterie (RCA) nach Entfernung des Führdrahtes. Intramurales Hämatom (b). Transthorakale Echokardiographie.
Bei der Operation fand sich ein intramurales Hämatom des rechten Ventrikelwand, das den rechten Ventrikel komprimierte. Es wurde entlastet. Der Patient verstarb [111].
Steinwender et al. 2004, © 2004 BMJ Publishing Group Ltd. (22).

3.3.4 Luft/Luftembolie

Luft innerhalb des Herzens konnte Folge einer direkten Herzverletzung z.B. bei Stich oder Schuss sein oder sie war Folge einer *Luftembolie*. In Ausnahmefällen war sie nativdiagnostisch nachzuweisen (Abb. 3.3.4.1a und b).

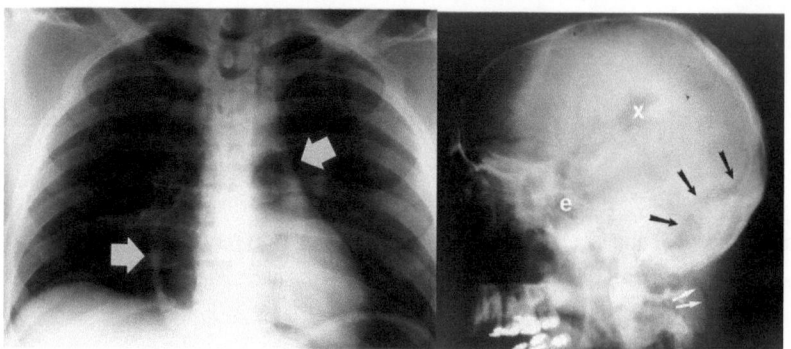

Abb. 3.3.4.1a und b: Luftembolie mit Luft im rechten Vorhof, rechten Ventrikel und in der pulmonalen Ausflussbahn (Pfeile) (a). Ursprungsort sind Impressionsfrakturen der Kalotte (x,e) mit Übertritt von Luft in die Sinus venosi (dunkle Pfeile). Luft in den Weichteilen (helle Pfeile) (b). Schwerem Trauma bei Verkehrsunfall.

Post mortem ließ sich die Luft gut im MRT und im CT nachweisen (Abb. 3.3.4.2a – e, Abb. 3.3.4.4a und b).

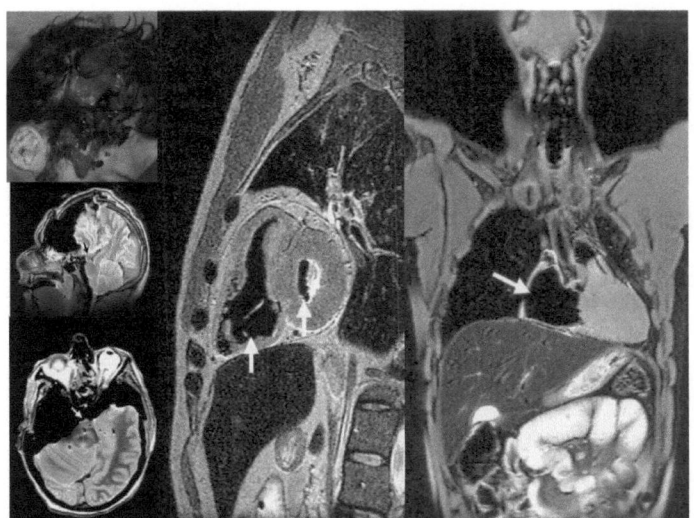

Abb. 3.3.4.2a- e: Schädelbasisfraktur (a). Post mortem MRT. Luftübertritt in die Liquorräume mit Verlagerung des Gehirns (b, c). Im Thorax ist die Luft im rechten Herzen und in der pulmonalen Ausflussbahn nachweisbar (d, e). Stumpfes Schädeltrauma [2]. Aghayev et al. 2003, mit freundlicher Genehmigung (24).

Bei der Autopsie muss gezielt nach der Luft gesucht werden, andernfalls kann sie vor dem Nachweis beim Einschnitt entweichen (Abb. 3.3.4.3a und b).

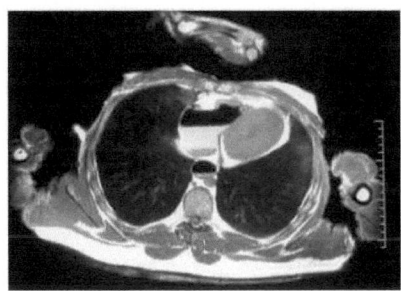 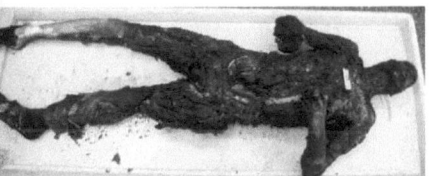

Abb. 3.3.4.3a und b: Schweres Thoraxtrauma mit Lungen- und Herzkontusion. Luftnachweis im rechten Herzen. Post mortem MRT. Die Eröffnung des Herzens würde zum Entweichen der Luft führen. Wenn bei der Autopsie nicht gezielt nach Luft gesucht werden würde, würde sie dem Nachweis entgehen. Tödlicher Autounfall, die Leiche (b) ist hochgradig verbrannt [102]. RSNA 2003 (25).

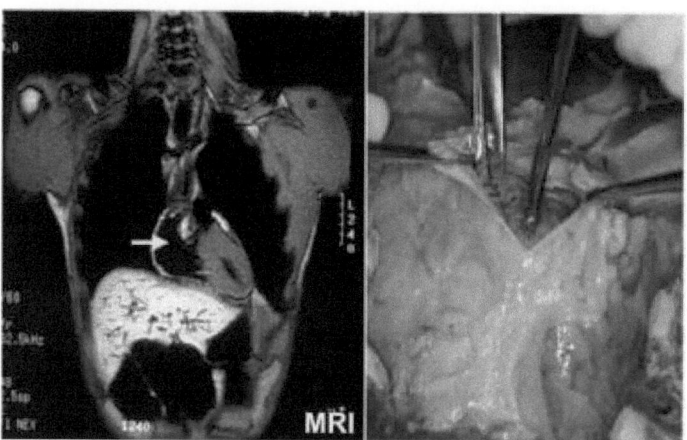

Abb. 3.3.4.4a und b: Luftembolie. Luft in den Herzhöhlen (Pfeil). Post mortem MRT (a). Beim Einstich in das Herz entweichen kleine Blasen (b). Tod bei Autounfall [102]. RSNA 2003 (26).

3.3.5 Fremdkörper

Ein *Fremdkörper*, z.B. ein Messer (Abb. 3.3.5.1) oder ein Bleistift (Abb. 3.3.5.2a und b) im Herzen kam in Einzelfällen am Lebenden bei Röntgenaufnahmen zur Darstellung. Die Entfernung öffnete den Stichkanal und konnte unmittelbar zum Tode des Patienten führen. Ein Verlauf, der aus dem Attentat auf die Kaiseren Elisabeth in Genf bekannt ist. Die Kaiserin wurde ins Krankenhaus eingeliefert mit dem Messer im Herzen. Die Entfernung führte dann zur Einblutung ins Perikard und zum Tod.

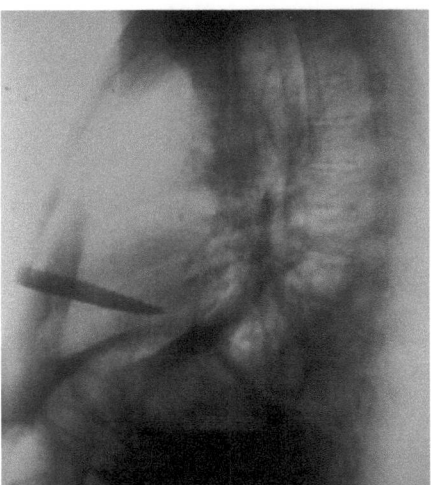

Abb. 3.3.5.1: Messerklinge im Herzen. Der Patient lebte bei Krankenhausaufnahme.

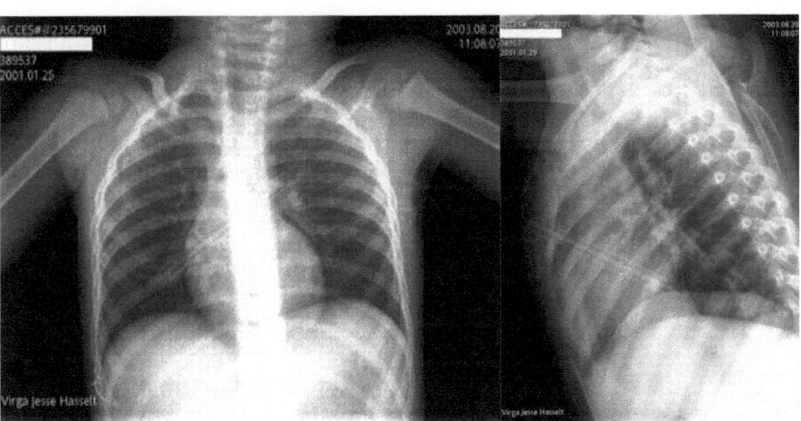

Abb. 3.3.5.2a und b: Bleistift von rechts parasternal ins Herz. Zustand nach Sturz. Das 2 jährige Kind überlebte [33]. De Raet et al. 2005, © 2004 Elsevier (28).

Nativdiagnostik war ein Thorax in 2 Ebenen ausreichend, um das Messer im Herzen zu lokalisieren (Abb. 3.3.5.3a und b). Eine Operation oder, im Falle des Versterbens des Patienten, eine Autopsie konnte das Ausmaß des Befundes bestätigen.

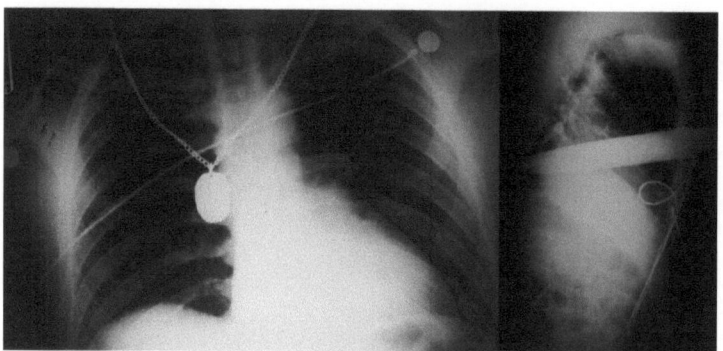

Abb. 3.3.5.3a und b: Durchbohrung des Herzens. Im sagittalen Strahlengang ist das Messer praktisch nicht zu sehen; dies spricht für Kontakt mit dem Herzen. Im frontalen Strahlengang (Seitenbild) ist zu erkennen, dass das Messer den gesamten Thorax durchdrungen hat. Der Stich wurde nicht überlebt. Die Röntgenbilder waren Beweismittel in der Anklage mit dem Vorwurf des Totschlages.

Nadeln und Drähte können mit Absicht in das Gefäßsystem, meist in die Venen, eingeführt sein und nach Platzierung in den Weichteilen in Venen geraten. Sie können dann entweder über das Herz in die Lunge gelangen (Abb. 3.3.5.4) oder im Herzen zu liegen kommen (Abb. 3.3.5.5a-c, Abb.3.3.5.6a und b).

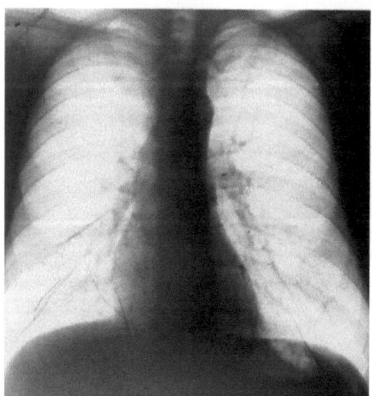

Abb. 3.3.5.4: Kupferdrähte in der Lunge. Die Krankenschwester hat in suizidaler Absicht die Kupferdrähte in die Armvene eingeführt. Derartig positionierte Drähte aus einer magnetisierbaren Substanz (Nickel, Eisen oder Kupfer) wäre eine Kontraindikation gegen Kernspintomographie.

Die sichere Unterscheidung, ob es sich dann um eine Lage im rechten Vorhof oder rechten Ventrikel handelte, war unter Durchleuchtung nicht immer zuverlässig möglich.

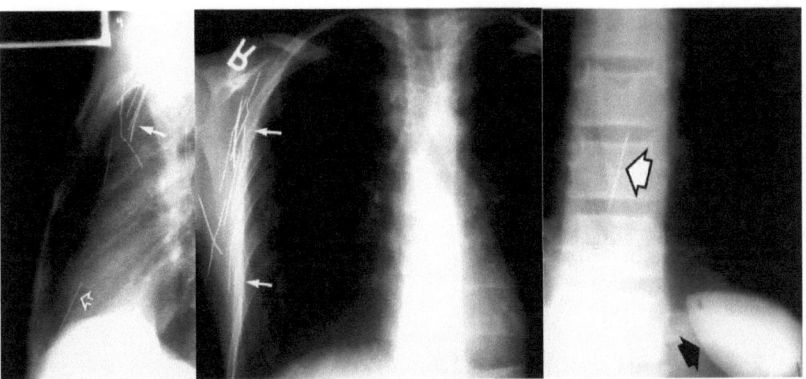

Abb. 3.3.5.5a – c: Nadeln im rechten Herzen (Pfeile) (a). Der Patient aus der Psychiatrie litt unter einem Zwang zur Selbstverstümmelung, er führte sich Nadeln in die Brustwand und in die Achselhöhle ein (Pfeile) (b). Eine der Nadeln geriet ins venöse System, wurde transportiert und kam im Herzen zu liegen (weißer Pfeil) (c). Unter Durchleuchtung wurde sie ins rechte Herz lokalisiert.

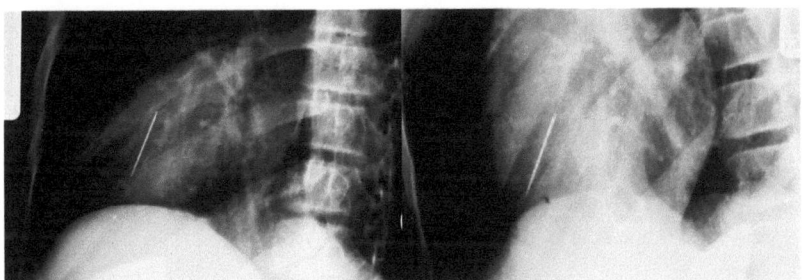

Abb. 3.3.5.6a und b: Nadel im rechten Herzen. Der Patient der Psychiatrie führte Nadeln in die Thoraxwand ein. Eine der Nadeln wurde ins Herz verschleppt und war dort fixiert.

Um einen *Stichkanal* nachzuweisen, war die Computertomographie weniger gut geeignet als die Kernspintomographie. In Einzelfällen reicht die Qualität der Darstellung aus, um im Gerichtsverfahren zur Klärung des Herganges herangezogen zu werden (Abb. 3.3.5.7a-c).

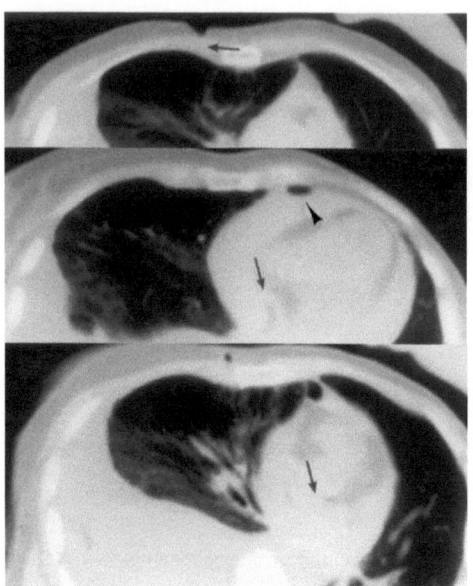

Abb. 3.3.5.7a – c: Stich von rechts oben nach links unten (Pfeile). Die Luft im Perikard zeigt die Verbindung zu luftgefüllten Räumen. CT. Der Stichkanal ist weniger deutlich als in der Kernspintomographie zu erkennen, aber noch nachzuweisen.

Möglich war, dass eine Nadel in eine Lungenvene eindrang, das linke Herz passierte und in Gefäßen des Großen Kreislaufs zu liegen kam (Abb. 3.3.5.8a und b).

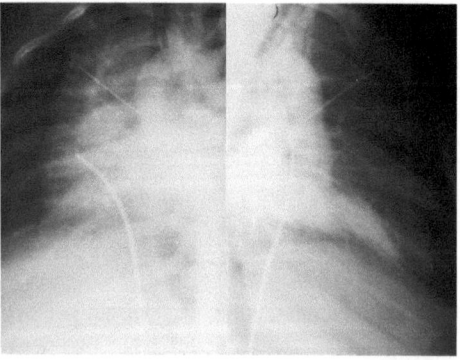

Abb. 3.3.5.8a und b: Nadel in der Aorta fixiert. Der Patient hatte sie sich in die Thoraxwand gedrückt. Lokalisation mit Kontrastmittelgabe. Darstellung der Aorta.

Geschosse ließen sich am Verstorbenen durch Lokalisation von Metall im Herzen unter Berücksichtigung des Schusskanals zweifelsfrei nachweisen. Einfache Röntgenaufnahme genügten, um Schrotkugeln ins Herz (Suizid) zu lokalisieren. Der Schuss war aufgesetzt. Die Wunde und das Röntgenbild zeigen Schrot, der das Herz erreicht bzw. durchschlagen hat. Die Verteilung der Schrotkugeln ließ erkennen, dass noch Herzaktionen nach dem Einschuss stattgefunden hatten. CT und Echokardiographie lokalisierten die Schrotkugeln (Abb. 3.3.5.9a und b).

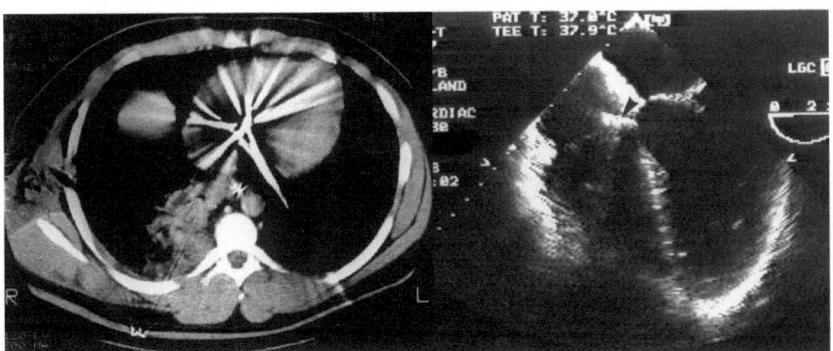

Abb. 3.3.5.9a und b: Intrakardiales Projektil im Herzen. Zusätzlicher kleiner Splitter unterhalb des Projektils mit störenden Artefakten (a). Projektil (Pfeil) im Septum, mit durch das Projektil bedingten Artefakten. Transösophageale Echokardiographie (Vierkammerblick). Entlassung mit dem Projektil nach mehreren Tagen Überwachung [73]. Mahenthiran und Weerackody 1999, © 1999 John Wiley and Sons (35).

Ein kleineres Projektil wie eine einzelne Schrotkugel hatte die Thoraxwand durchschlagen und war in das Herz geraten (Abb. 3.3.5.10a und b). In Ausnahmefällen lässt sich im Verlauf die *Verlagerung einer in das Herz geratenen Schrotkugel* nachweisen, wie bei Abb. 3.3.5.10a und b, bei der die Thoraxaufnahme eine Reihe von Projektilen in unveränderter Position zeigte unter Verschwinden von einem Projektil. Der Patient hatte zwischen den beiden Röntgenaufnahmen eine Halbseitenlähmung entwickelt; eine cerebrale Angiographie wurde durchgeführt, bei der die Schrotkugel in der Arteria cerebri media nachgewiesen wurde (Abb. 3.3.5.10c und d).

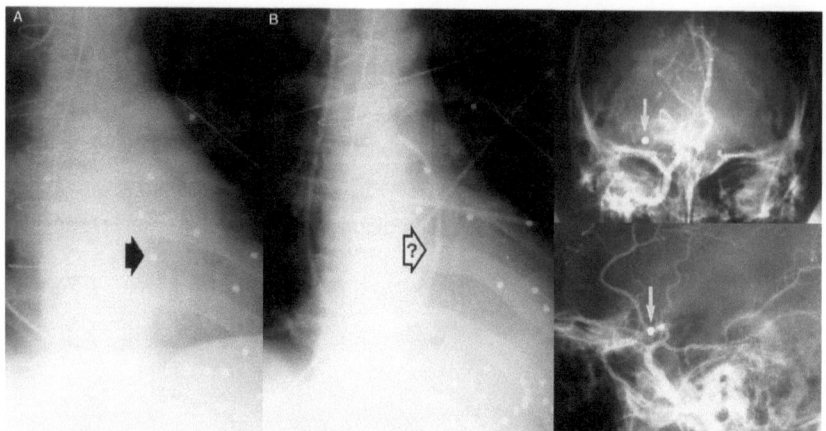

Abb. 3.3.5.10a –d: Schrotkugel im Herzen (a). Eine der Kugeln ist auf der Kontrollaufnahme (b) nicht mehr nachweisbar bei zwischenzeitlich aufgetretener Halbseitenlähmung. Schrotkugel in der Arteria cerebri media der rechten Seite (c und d). Zerebrale Angiographie.

An der hochgradig verwesten Leiche konnte die einfache Röntgenaufnahme eingesetzt werden, um Zusatzinformationen zu bekommen. Dabei wurde ein Projektil sichtbar. Wenn dieses in Herzposition liegt, ist es möglich, einen Schuss ins Herz als Todesursache zu erwägen (Abb. 3.3.5.11a und b).

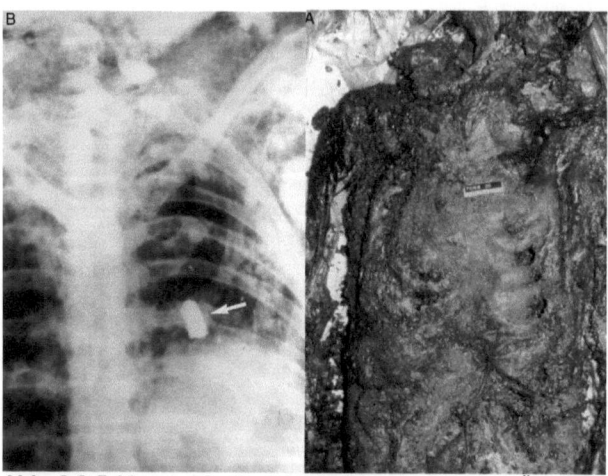

Abb. 3.3.5.11a und b: Projektil in Herzposition (a). Übersichtsaufnahme. Das Herz ist selbst nicht mehr erkennbar. Verweste Leiche (b). Autopsiebild.

Bei Verstorbenen mit einer Einschusswunde an der Thoraxwand und möglichem Erreichen des Herzens durch das Projektil konnte das Fehlen einer Projektils im Herzen und das Fehlen einer Ausschusses bei der Autopsie Anlass für eine weitere Suche nach dem Projektil sein. Die Nativdiagnostik erlaubte die Projektillokalisation. Als Ursache für die Verlagerung kam eine *Projektilembolie* und ein Verschleppen des Geschosses durch die Herzeigenbewegung vor dem Tode in Betracht (Abb. 3.3.3.4a und b).

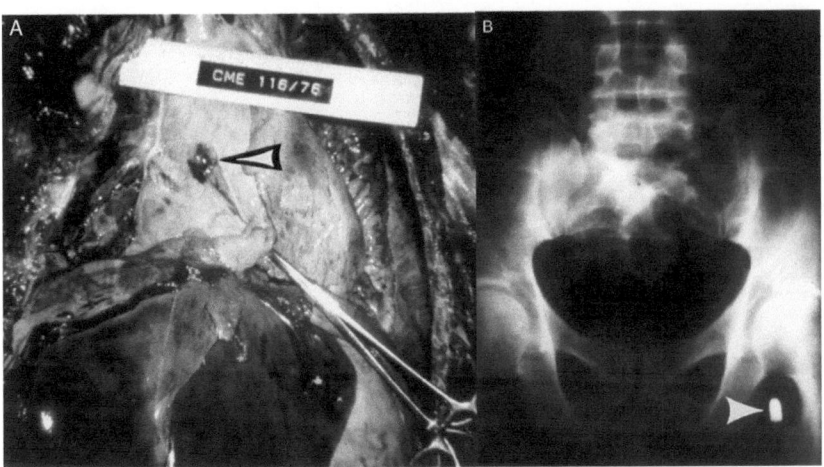

Abb. 3.3.5.12a und b: Einschuss (Pfeil) in das Herz (a), Autopsiebild. Geschossembolie (Pfeil) in die linken Leiste (b), Übersichtsbild. Ein Ausschuss aus dem Herzen lässt sich bei der Autopsie nicht nachweisen.

Dass das Durchschlagen einer Gefäßstruktur bei entsprechender Elastizität mit dem Leben vereinbar sein kann (Abb. 3.3.5.14a –c), zeigte eine Beobachtung aus dem früheren Jugoslawien (Abb. 3.3.5.13a und b). Die junge Frau war auf der Straße kollabiert und wurde ins Krankenhaus gebracht. Dabei fand sich eine Pulslosigkeit auf der rechten Seite, weshalb eine Angiographie durchgeführt wurde. Sie zeigte ein Projektil in der Arteria iliaca communis der rechten Seite. Nachträglich wurde die Einschussstelle gesucht und im Thorax gefunden. Das Stahlmantelgeschoss war verlangsamt durch die Thoraxwand eingedrungen und hatte eine Blutung hervorgerufen, die mit dem Leben vereinbar war; es war durch die Gefäßwand in das Lumen der Aorta gelangt. Wegen der Elastizität der Aortenwand blieb die Verletzung mit dem Leben vereinbar. Die Frau überlebte (Abb. 3.3.5.13a und b).

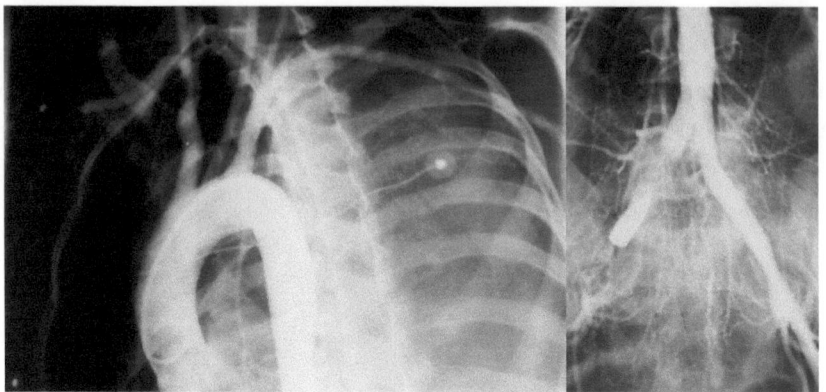

Abb. 3.3.5.13a und b: Erguss links, die Aortenwand (Einschuss) weist Unregelmäßigkeiten auf (a). Das Projektil steckt rechts in der Beckenarterie (b).

In Einzelfällen kann auch ein Projektil von anderer Stelle in das Herz transportiert werden und dort liegen bleiben (Abb. 3.3.6a – c).

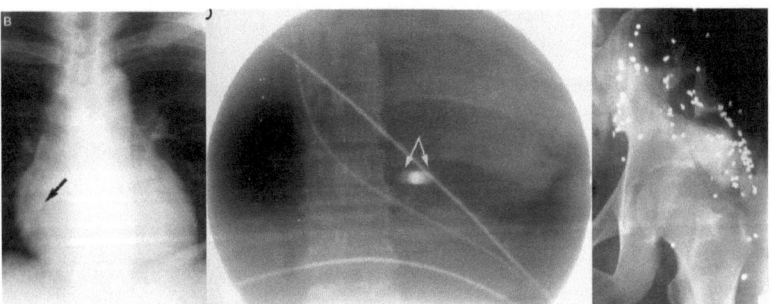

Abb. 3.3.5.14a – c: Schrotkugel (Pfeil) im rechten Herz nach Transport aus der linken Beckenregion (a). Die Durchleuchtung zeigt Bewegungen der Schrotkugel (Pfeile), charakteristisch für eine Lokalisation im Herzen(b). Schrotschuss in die Beckenregion links (c).

Ein anderes Beispiel war die Butches's gun Bolzenverletzung, die trotz Verletzung des linken Ventrikels überlebt wurde (3.3.5.15a und b).

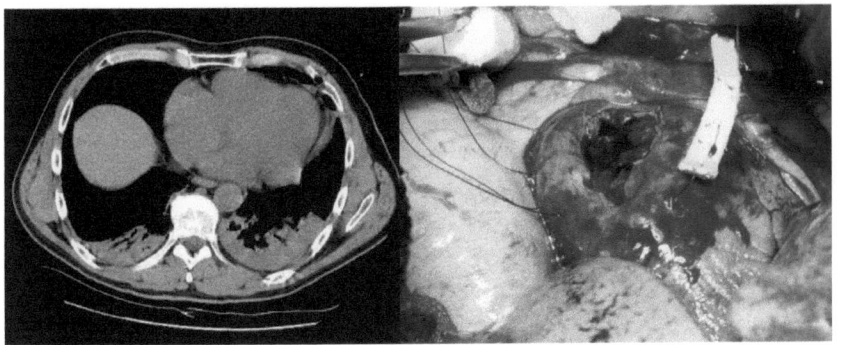

Abb. 3.3.5.15a und b: Bolzenverletzung („butchers gun") des Herzens. Durchtritt durch die Thoraxwand/Rippe (a), CT. Myokardverletzung des linken Ventrikels (Ausdehnung 4 cm); Hämoperikard (300ml) (b), Operationsbild. Sie wird durch eine Naht verstärkt und durch Teflon pledgets verschlossen [118]. Tomaselli et al. 2003, © 2003 European Association of Cardio-Thoracic Surger (41).

Als Sonderfall zeigte sich ein nach einem Autounfall verbliebener intrathorakaler *Schaltknauf.* Der Patient erlitt einen schweren Autounfall mit Totalschaden seines Wagens. Er hatte mehrere Läsionen, die abheilten. Bei einer späteren Untersuchung zum Abschluss einer Lebensversicherung fiel eine Verdichtung im Thorax auf. Die Versicherung verlangte eine weitere Aufklärung. Die Schichtuntersuchung zeigte einen Fremdkörper, der auch die Vorderwand der Herzens bzw. die großen Gefäße erreichte. Bei der Thorakotomie fand sich der Knauf eines Schalthebels. Die anderen Verletzungen hatten zum Übersehen dieser Verletzung geführt, bedrohliche Situationen des Herzens waren nicht beobachtet worden (Abb. 3.3.5.16a – d).

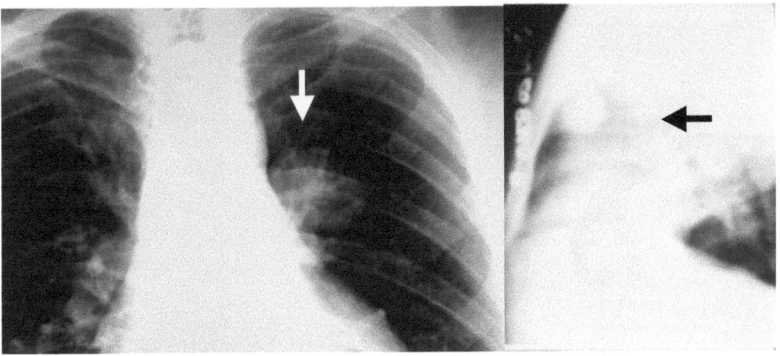

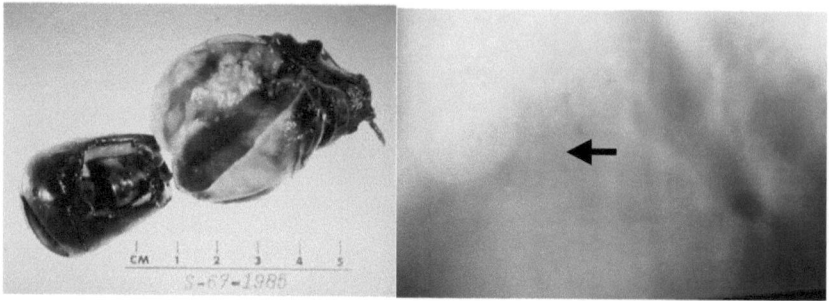

Abb. 3.3.5.16a –d: Verdichtung am linken Hilus (a), im Seitenbild ist eine runde Struktur retrosternal zu sehen (b). Die Schichtungsuntersuchung zeigt eine runde Verschattung thoraxwandnah vorn (d). Ein Kontakt zur A. pulmonalis bzw. zum Herzen ist möglich bis wahrscheinlich. Die Operation zeigt den Knauf eines Schalthebels umhüllt von einer Bindegewebskapsel (c). Unbemerkt geblieben bei Zustand nach Autounfall.

3.3.6 Indirekte Zeichen – Begleitverletzungen

Schwere Verletzungen der Thoraxwand wie bei Aufpralltraumata, z.B. im Rahmen von Verkehrsunfällen mit multiplen Frakturen, waren ein Hinweis auf die Möglichkeit eines Herztraumas. Begleiterscheinungen, wie beidseitigen Ergüsse, multiple Rippenfrakturen mit Sternumfraktur und Pneumothorax zeigen die Gewalteinwirkung und gaben Anlass, ein Herztrauma zu vermuten (Abb. 3.3.6.1a-c)

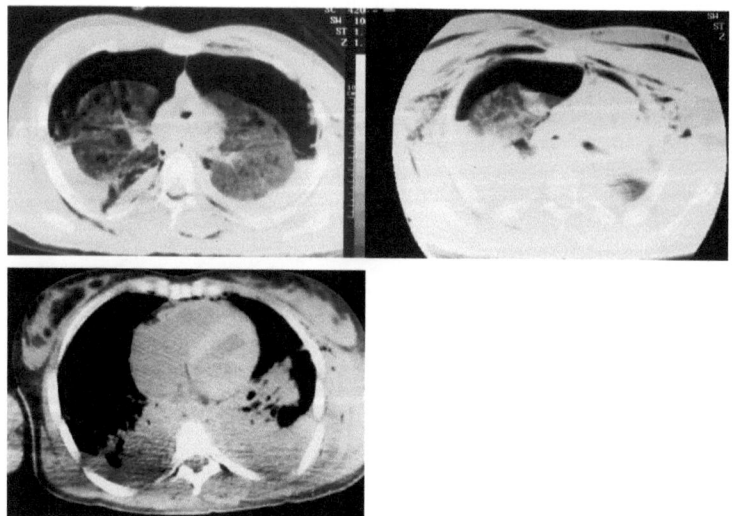

Abb. 3.3.6.1a-c: Schweres stumpfes Thoraxtrauma. Hämatopneumothorax beidseits, Einblutung ins Perikard und Hämatome mit Frakturen im Bereich der Thoraxwand. CT. Verkehrsunfall.

Die *Verletzung durch Minenexplosion* war eine Sonderform der Thoraxverletzung, die die Frage eines Herztraumas aufwirft. In Betracht kommt u.a. die Detonation einer Sprungmine. Sie wurde durch eine Feder (ausgelöst durch eine Erschütterung) auf 1,0-1,50m hoch geworfen und explodiert in der Luft vor der Person. Der Brustkorb wurd eingedrückt mit *Sternum- und Thoraxwandfrakturen*, die Nachbarschaft mit dem Herzen sprach für ein Herztrauma (Abb. 3.3.6.2 a-c).

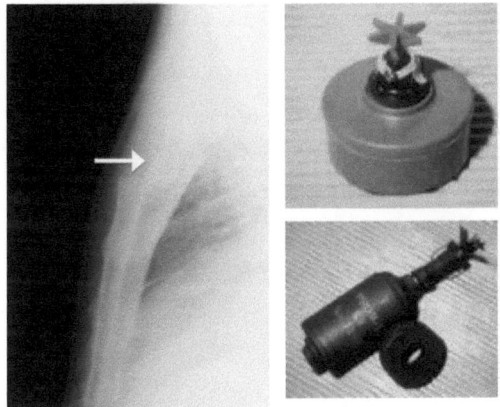

Abb. 3.3.6.2 a- c: Sternumfraktur (Pfeil) mit Eindrücken des kranialen Teils (a) durch die Minenverletzung. In Betracht kommt eine Sprungmine (b). Sie wird durch eine Feder auf auf 1m bis 1,50 m in die Luft geworfen bei Erschütterung in ihrer Nachbarschaft und explodiert. Dabei drückt sie die Thoraxwand ein. Ein anderer Mechanismus mit ähnlichen Auswirkungen kann bei Minensuchen stattfinden, wenn auf eine Antipersonenmine (c) gekrochen wird und sie unter dem Brustkorb detoniert.

Eine *Lungenkontusion* als Folge einer stumpfen umschriebenen Thoraxverletzung kann Hinweis auf eine Herzbeteiligung sein, wenn die Lokalisation der Prellmarke und der Vorgang der Prellung dies nahe legt (Abb. 3.3.6.3 a – d). Beispiele waren Verletzungen des Thorax durch Gummi und Plastikgeschosse. Die Gummigeschosse können die Thoraxwand durchschlagen und das Herz und/oder die Lunge traumatisieren (Abb.

3.3.6.4a-c). Die Versorgungssituation bei Minenverletzungen und Verletzungen durch Gummi- und Plastikgeschosse beschränkt die Diagnostik, die allenfalls ausnahmsweise Herzverletzungen erfasst.

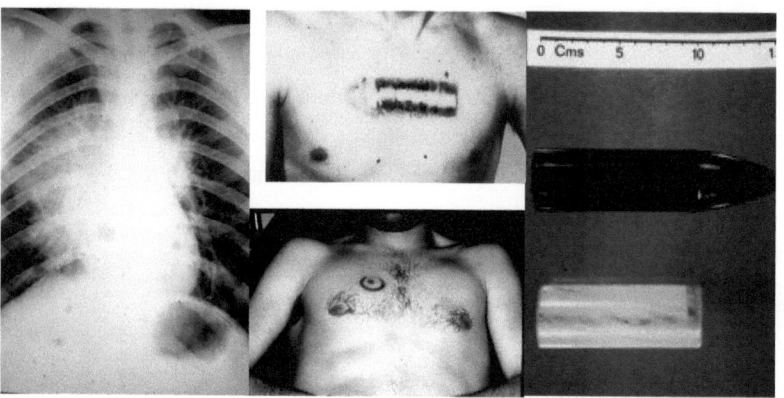

Abb. 3.3.6.3a – d: Lungenkontusion nach Auftreffen von Plastikgeschossen auf die Thoraxwand (a). Gezeigt wird ein Auftreffen des Plastikgeschosses (es besteht aus Holz oder Plastik und ist bis zu 15 cm lang) auf die Thoraxwand (b) und ein orthograder Treffer; letzterer hinterlässt ein Bild ähnlich dem einer Schießscheibe (c).

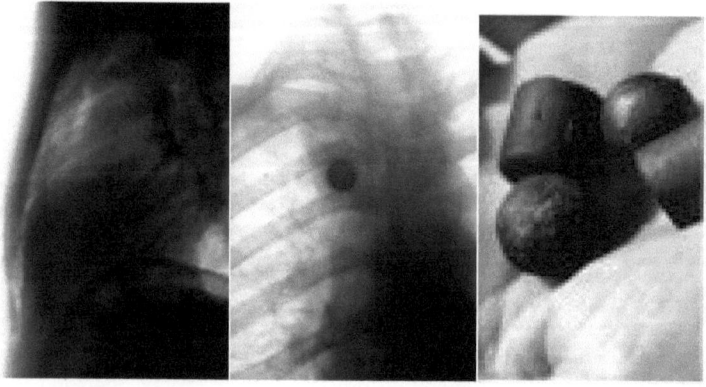

Abb. 3.3.6.4a – c: Eindringen eines Gummi(mantel)geschosses in den Thorax (a und b). Gummimantelgeschosse (c).

3.3.7 Direkte und indirekte Zeichen in der bildgebenden Diagnostik

Aus den Sektionsprotokollen und den Befunden der bildgebenden Diagnostik ließ sich ableiten, wo Verletzungen vorkommen und auf welche Verletzung geprüft werden sollte. Für die perforierenden Herzverletzungen ist eine Übersicht in Abb. 3.3.7.1 dargestellt.

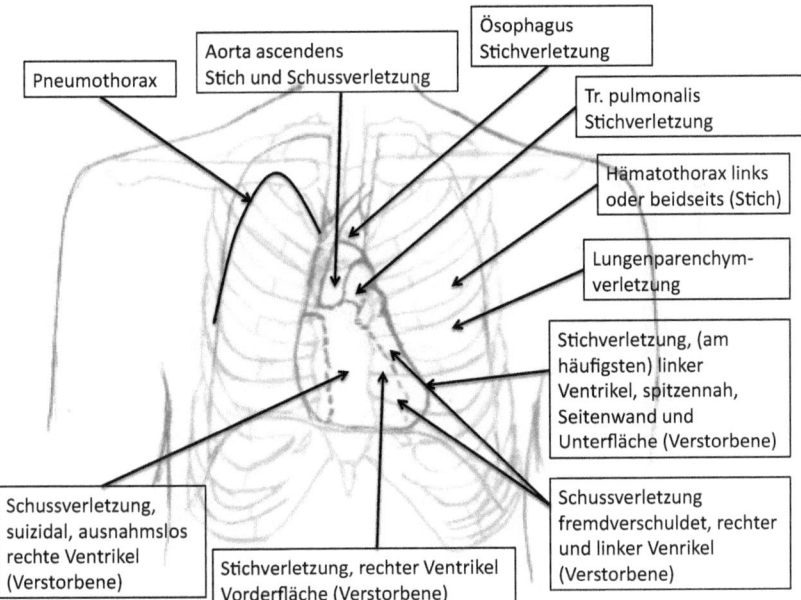

Abb. 3.3.7.1: Übersicht zu Verletzungen bei perforierenden Herztraumata. Modifiziert nach Prometheus [107].

Bei den stumpfen Herztraumata ist eine Übersicht für die Verletzungsursachen Verkehrsunfall in Abb. 3.3.7.2a und b, für Sturz aus großer Höhe in Abb. 3.3.7.3a und b und für Kompression in Abb. 3.3.7.4a und b dargestellt.

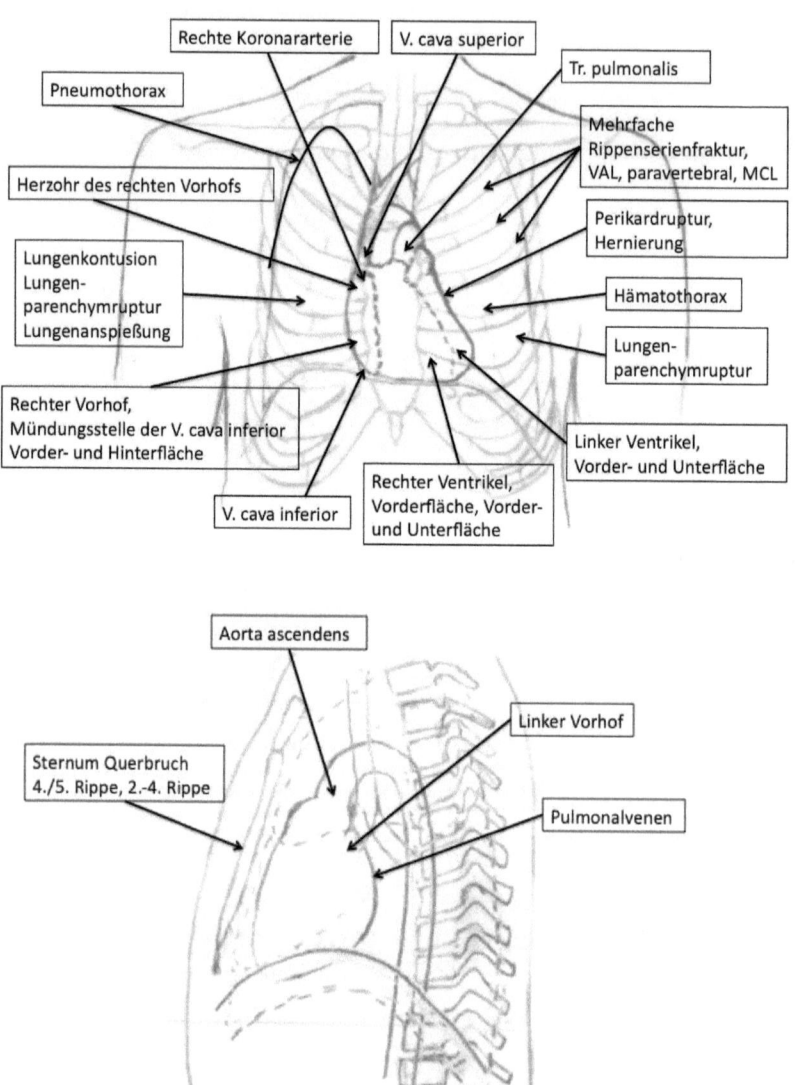

Abb. 3.3.7.2a und b: Übersicht zu stumpfen Herztraumata bei Verkehrsunfall. Modifiziert nach Prometheus [107].

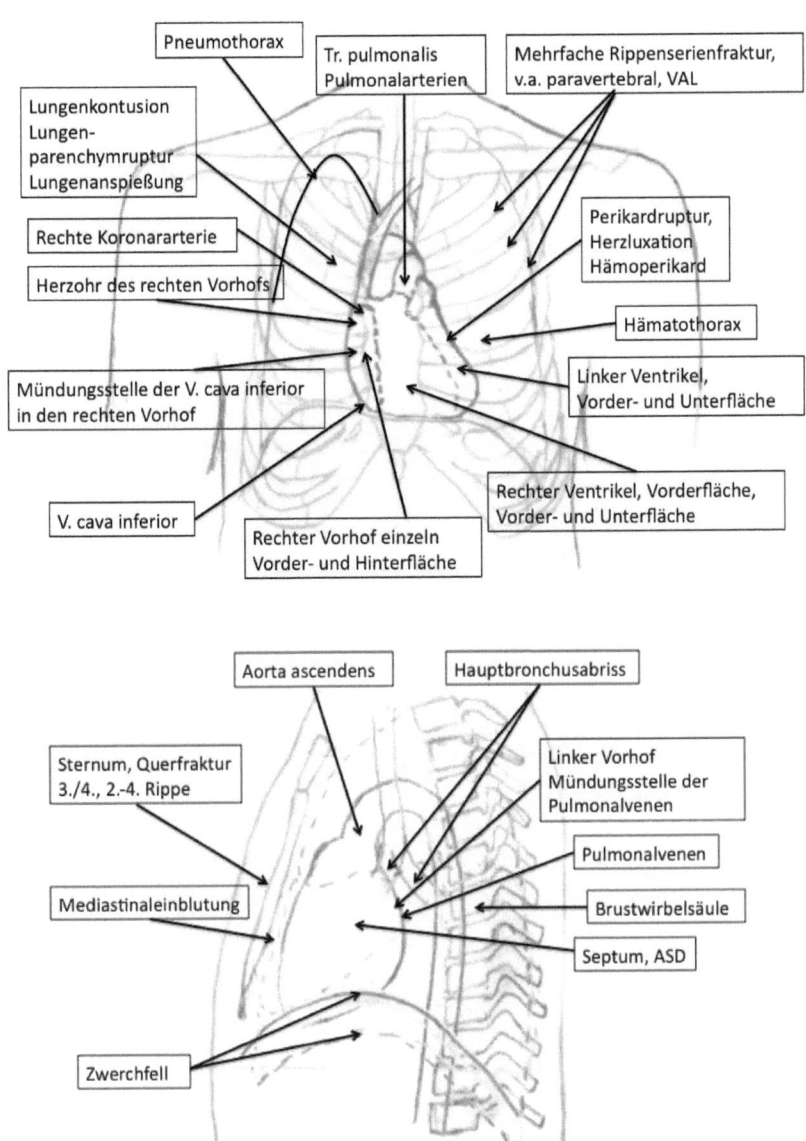

Abb. 3.3.7.3a und b: Übersicht zu stumpfen Herzverletzungen bei Sturz auf großer Höhe. Modifiziert nach Prometheus [107].

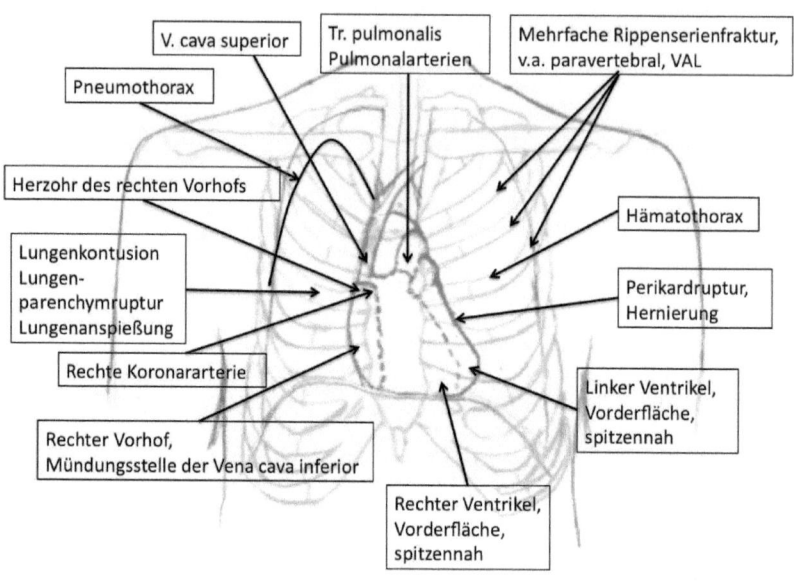

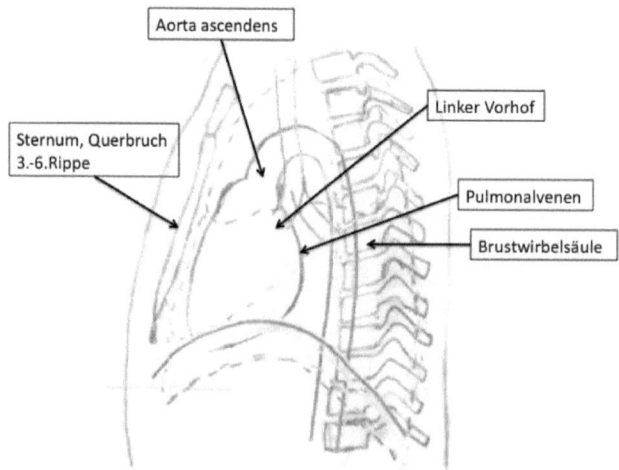

Abb. 3.3.7.4a und b: Übersicht zu Herztraumata bei Kompression. Modifiziert nach Prometheus [107].

3.3.8 Sturz aus großer Höhe

(siehe auch Abb. 3.3.7.3a und b)

In den Sektionsprotokollen des Instituts für Rechtsmedizin Hamburg war der Sturz aus großer Höhe die häufigste Verletzungsursache, die ein Herztrauma nach sich zog. Bestimmte Verletzungen ergaben dabei ein Verletzungsmuster. In der Bildgebung des post mortem CT und der virtuellem Endoskopie zeigten sich dabei folgende Befunde:

Die Ruptur des rechten Vorhofs ließ sich darstellen (Abb. 3.3.8.1). Sie ist Ausdruck für eine enorme stumpfe Gewalteinwirkung auf den Thorax.

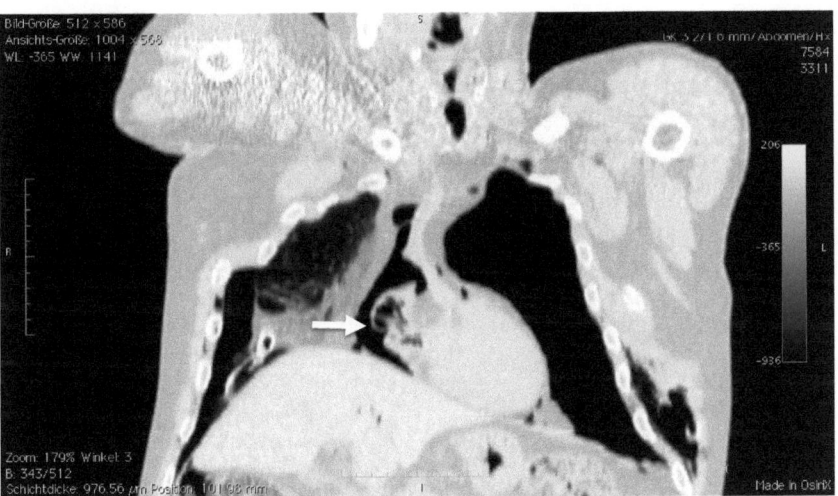

Abb. 3.3.8.1: Ruptur des rechten Vorhofs (Pfeil). Pneumothorax beidseits.

Die das stumpfe Herztrauma begleitende Ruptur des Perikards ließ sich wiedergeben (Abb. 3.3.8.2a und b). Dieses führt abhängig vom Ausmaß der Gewalteinwirkung und Ausmaß der Perikardruptur zu einer Luxation des Herzens aus dem Perikard in den Thorax.

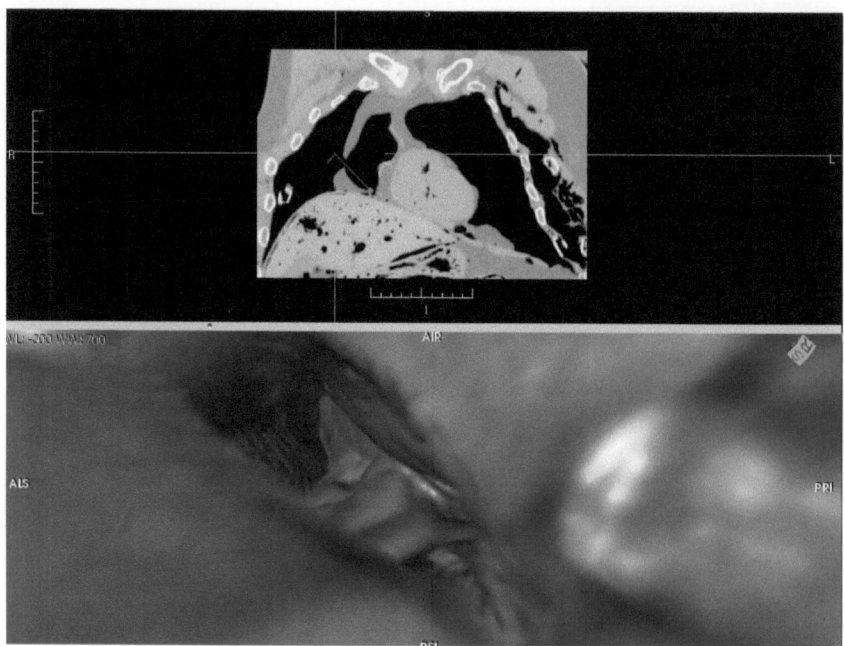

Abb. 3.3.8.2a und b: Defekt im Perikard. Blick von intrathorakal. CT (a) und Virtuelle Endoskopie (b).

Als Begleitverletzungen fanden sich Frakturen des knöchernen Thorax, die zu einer Instabilität des Thorax führten. Beim Sturz aus großer Höhe fanden sich mehrfache Rippenserienfrakturen, die zu Anspießungsverletzungen der Lungen führten und einen Hämto-, Pneumo- oder Hämatopneumothorax (Abb. 3.3.8.3a-c) nach sich zogen. Es kam zusätzlich zu Frakturen der Brustwirbelsäule (Abb. 3.3.8.4a und b).

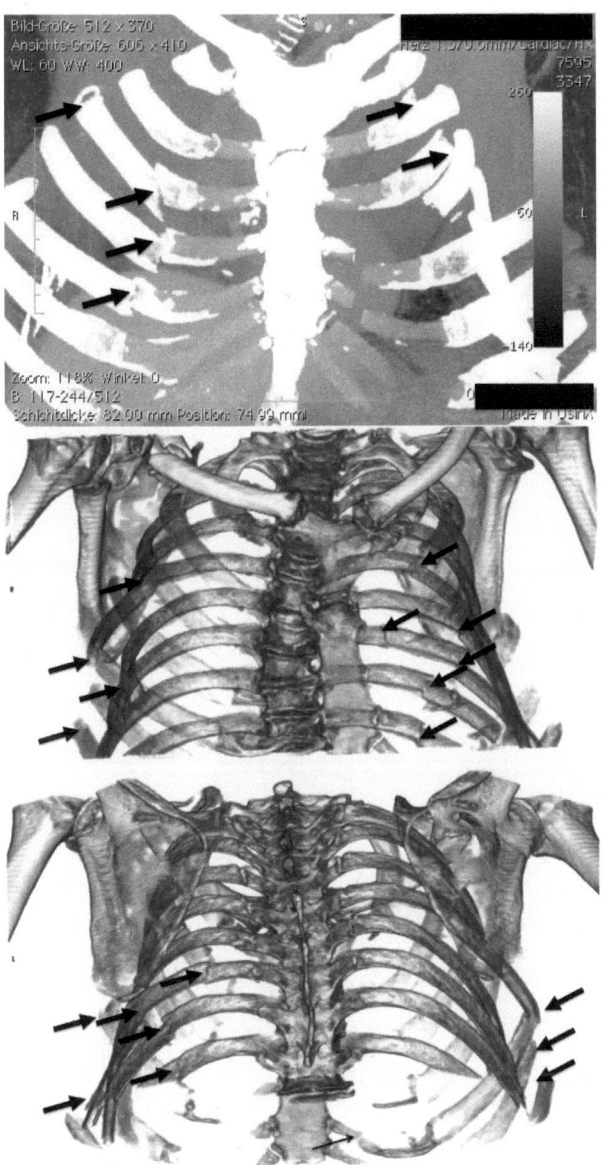

Abb. 3.3.8.3a-c: Mehrfache Rippenserienfraktur (Pfeile). CT (a) und 3D-Rekonstruktion mit Ansicht von ventral (b) und dorsal (c).

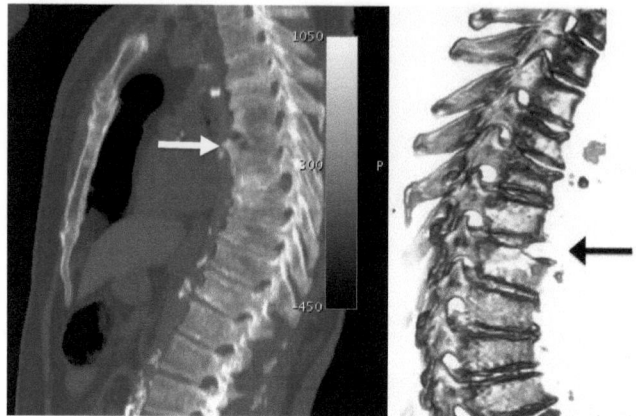

Abb. 3.3.8.4a und b: Verletzung der Brustwirbelsäule. CT (a) und 3D-Rekonstruktion (b).

In der Übersicht sind die Ruptur des rechten Vorhofs und die Begleitverletzungen dargestellt (Abb. 3.3.8.5).

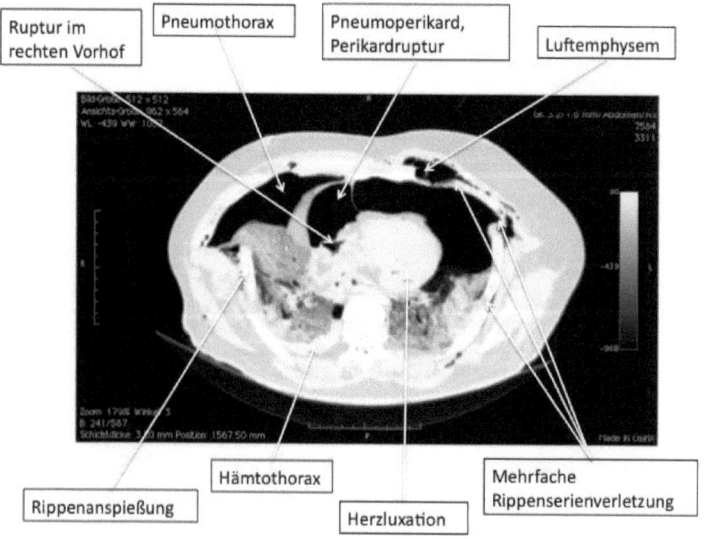

Abb. 3.3.8.5: Herztrauma mit Begleitverletzungen bei Sturz aus großer Höhe. CT.

3.4 Darstellung des Herzens mittels Pneumoangiographie und virtuelle Endoskopie des Herzens bei Verstorbenen

Um eine virtuelle Endoskopie des Herzens durchzuführen wurde der Rumpf des Verstorbenen mit einem Multislice CT der Firma Philips (4 Zeiler MX 8000; Cardiomode: Herz 1,3mm/0,6mm/Cardiac/HX; Voxelgröße betrug 08x08mm).

Erfasst und ausgewertet wurden Befunde erhoben an 12 Verstorbenen. Bei ihnen waren Herz und große Gefäße entweder als Folge des tödlichen Traumas mit Luft gefüllt (n=2) oder Herz und große Gefäße wurden mit einer Punktion oder über einen Katheter mit Luft gefüllt (n=10).

Zwei Verstorbene hatten Frakturen des Gesichtschädels und des Thorax mit Eröffnung der Venen und Arterien der Schädelbasis und Übertritt von Luft in die großen Kopf- und Halsarterien und Füllung von Herzkammern mit Luft . Bei sechs Verstorbenen war die Luft über eine in der Aorta ascendens, dem linken Ventrikel, bzw. der A. pulmonalis platzierte Nadel oder Gefäßkatheter gegeben worden. Bei zwei Verstorbenen wurde die Luft über einen peripheren Venenzugang appliziert (Tabelle 3.4).

Tab. 3.4: Pneumoangiographiezugänge

Art der Luftgabe	Anzahl (n=10)
Übertritt von Luft aus eröffneten Gefäßen	2
Nadel in Aorta ascendens/A.pulmonalis/ linker Ventrikel	2
Gefäßkatheter Aorta ascendes	4
Peripherer Venenzugang	2

1,5 -2 l Luft reichten aus um Kammern des Herzens und große Gefäße so zu füllen, dass auch tiefer (bei Rückenlage dorsal) liegende Abschnitte der virtuellen Endoskopie zugänglich wurden. Kriterium für eine ausreichende Füllung war die Luftfüllung der Lumbalgefäße. Einmal wurde im Punktionsbereich bzw. an der Einführungsstelle des Katheters Luft in den Weichteilen gesehen. Fern der Eröffnungsstelle des Gefäßes wurde ein Luftaustritt aus den Gefäßen ins Gewebe nicht beobachtet.

Die Gabe von Luft über einen Zugang in periphere Venen führte jedem Fall zur Füllung der großen Venen und des rechten Herzens und darüber hinaus zur Füllung der Arterien. Die Gabe von Luft mit Punktion der Aorta, des linken Herzens oder über einen Katheter in die Aorta ascendens führte zusätzlich zur Füllung der Venen. Die Luft erreichte das Venensystem oder umgekehrt das Arteriensystem wahrscheinlich über das leere Kapillarsystem (und nicht über a-v Shunts).

Das Arterien- und Venensystems war bei den erfassten Untersuchungen dicht, d.h. außer an der Punktionsstelle bzw. dem Einführungsort des Katheters wurde ein Luftaustritt nicht beobachtet. Der Tod der untersuchten Verstorbenen lag weniger als 5 Tage zurück.

Die virtuelle Endoskopie wurde mit dem open source Programm Osirix und dem Programm der Philips-work-station durchgeführt. Wichtig war die Orientierung, sie wurde mit der multiplanaren Wiedergabe erreicht. Gesucht wurde nach Klappen, Gefäßabgängen, den Papillarmuskeln, den Sehnenfäden und Wandveränderungen.

Darstellbar waren mit der virtueller Kardio-Endoskopie folgende Strukturen:

- Gefäßabgänge
- Herzklappen
- Papillarmuskeln und Sehnenfäden
- Herzbinnenstrukturen
- Gefäßinnenwand
- Thromben
- Katheter
- Punktionsnadel
- Myokardruptur

3.4.1 Klappen, Herzhöhlen, Septum, Perikard

An der *Aortenklappe* ließen sich die drei Segel gut erkennen (Abb. 3.4.1.1), wenn sie geschlossen war und bei der i.a. Injektion der Luft geschlossen blieb, was bei einem Verstorbenen der Fall war. War sie offen, ließen sich die Segel als zarte dreieckige Struktur an der Wand erkennen, deren Richtung in den Aortenbogen wies.

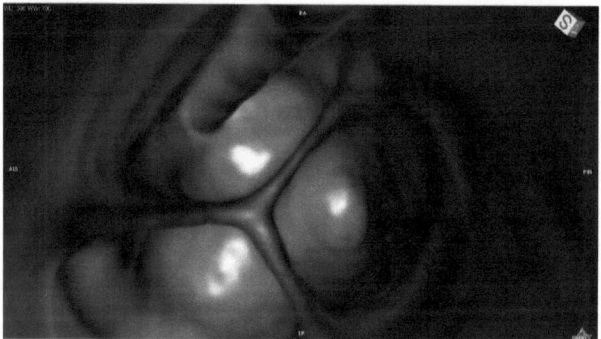

Abb. 3.4.1.1: Aortenklappe, geschlossen. Die drei Segel sind voneinander abtrennbar. Vollständiger Schluss.

Bei einem Verstorbenen kamen Vegetationen auf der Aortenklappe zur Darstellung (Abb. 3.4.1.2 a und b), einmal wurde eine Läsion der Aortenklappe nach transvaskulärer Sprengung mit einem Katheter beobachtet (Abb. 3.4.1.3).

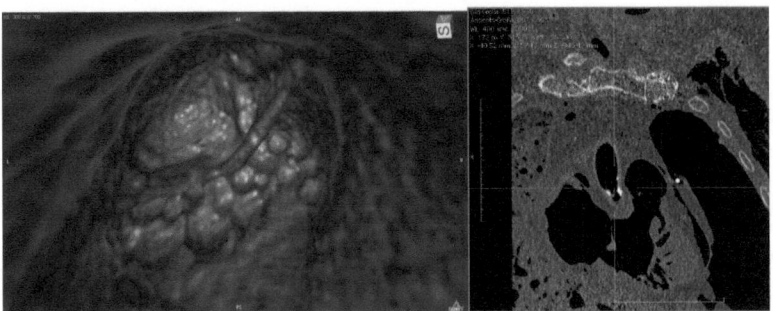

Abb. 3.4.1.2a und b: Vegetationen auf der Aortenklappe; Virtuelles Endoskopie-Bild (a) und CT (b).

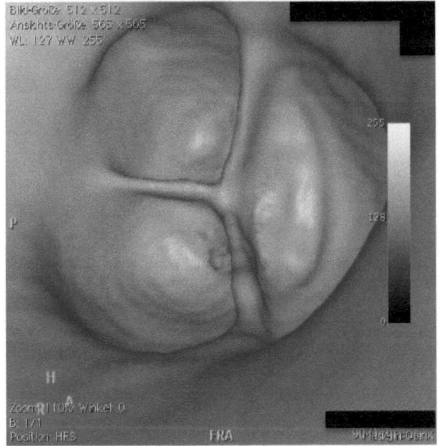

Abb. 3.4.1.3: Läsion des Segels nach transarterieller Sprengung Aortenklappe mit einem Katheter.

Im *linken Ventrikel* waren die Papillarmuskeln (Abb. 3.4.1.4) an der Ventrikelspitze zu erkennen. Das Lumen des linken Ventrikels ist deutlich kleiner beim Verstorbenen als die anderen Herzhöhlen, was bei der virtuellen Endoskopie das Vorgehen beeinflusst, er ist weniger leicht zu inspizieren als die Kammern des rechten Herzens. Ursächlich ist, dass der Verstorbene üblicherweise auf dem Rücken liegt; damit liegt der linke Ventrikel tiefer als der rechte Ventrikel; er füllt sich deshalb erst mit Luft, wenn der Aortenbogen gefüllt ist; bei Patienten mit arterieller Luftembolie muss er nicht mit Luft gefüllt sein, da die Luft von unten (dorsal) nach oben (ventral) wandert. Er entfaltet sich nicht in gleicherweise nach dem Tode. Bei der virtuellen Endoskopie gelang es nicht immer ihn zu entfalten, in 8 der 10 Untersuchten war trotz Umlagerung Flüssigkeit im Ventrikel störend.

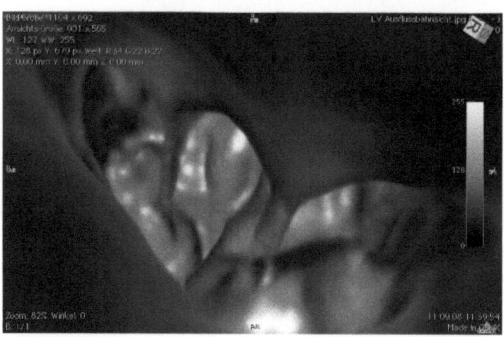

Abb. 3.4.1.4: Papillarmuskeln/Sehnenfäden im linken Ventrikel, Blick aus Ausflusstrakt.

Die *Mitralklappe und der linke Vorhof* sind meist teilweise von Luft umgeben bzw. gefüllt und damit der virtuellen Endoskopie zugänglich. Sie waren mit der 3D Abbildung in Verbindung mit der multiplanaren Orientierung zu finden. Ihre Betrachtung gelang oft erst nach Umlagerung des Verstorbenen in die rechte Seitenlage und danach in die Bauchlage.

Der *rechte Vorhof und der rechte Ventrikel* sind beim Verstorbenen größer als die Kammern des linken Herzens, sie sind deshalb auch leichter bei der virtuellen Endoskopie zu betrachten. Im rechten Vorhof ließen sich das rechte Herzohr, die Einmündung der V. cava superior (Abb. 3.4.1.5), der V. hepatica und der V. cava inferior erkennen, wenn sie nicht mit Flüssigkeit bedeckt waren. Die Pulmonalklappe ließ sich gut identifizieren (Abb. 3.4.1.6). Die Segel zeigen die dreieckige Form. Die Valvula tricuspidalis war immer offen und lag der Wand an; dort hob sie sich ab (Abb. 3.4.1.7). Im rechten Ventrikel waren Sehnenfäden und Papillarmuskeln zu erkennen (Abb. 3.4.1.8). Flüssigkeit störte nur selten und Verdecktes ließ sich leichter als im linken Herzen von überlagernder (verdeckender) Flüssigkeit befreien.

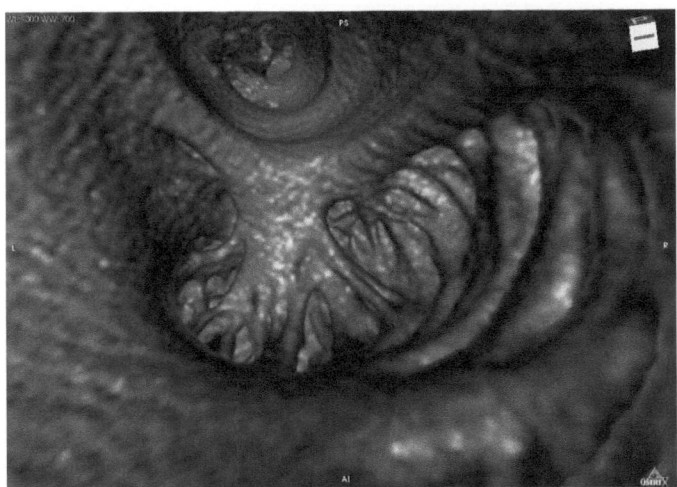

Abb. 3.4.1.5: Rechtes Herzohr mit Blick auf die Mündungsstelle der V. cava superior.

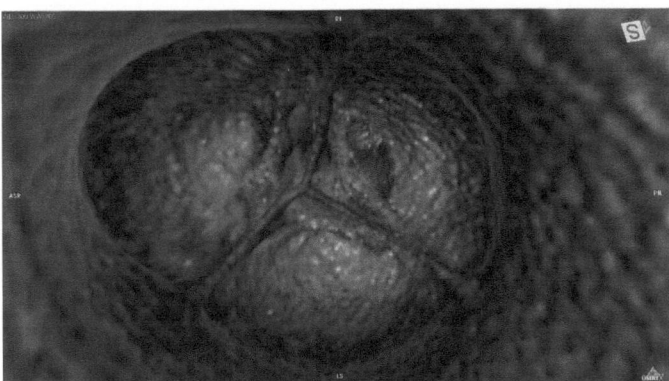

Abb. 3.4.1.6: Pulmonalklappe mit Defekt.

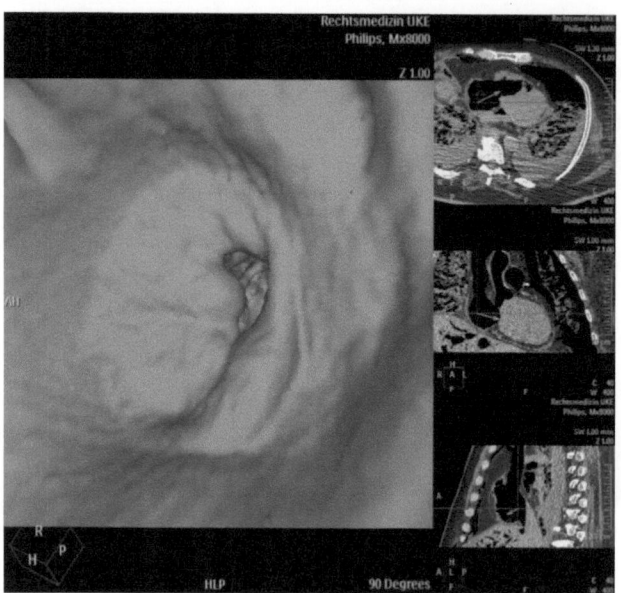

Abb. 3.4.1.7: Trikuspidalklappe. Blick aus rechtem Vorhof.

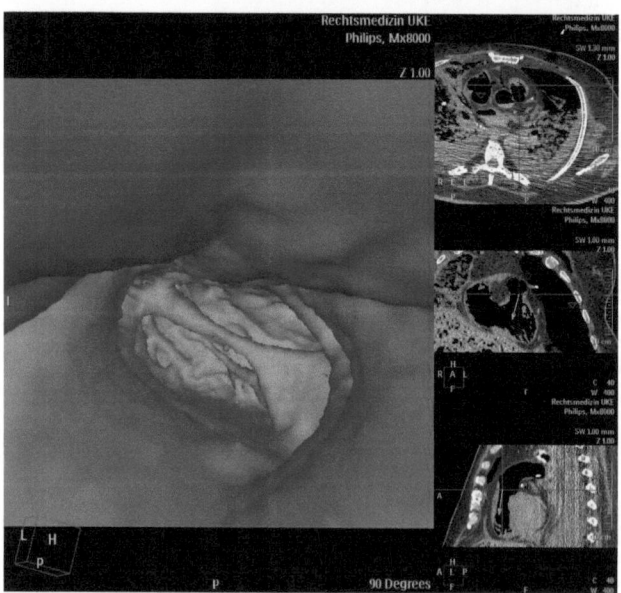

Abb. 3.4.1.8: Rechter Ventrikel Binnenwand, Papilarmuskeln und Sehnenfäden, Blick aus der Ausstrombahn in den Ventrikel.

Bei einem Verstorbenen ließ sich eine Ruptur des rechten Vorhofs darstellen (Abb. 3.4.1.9 und 3.4.1.10a-d).

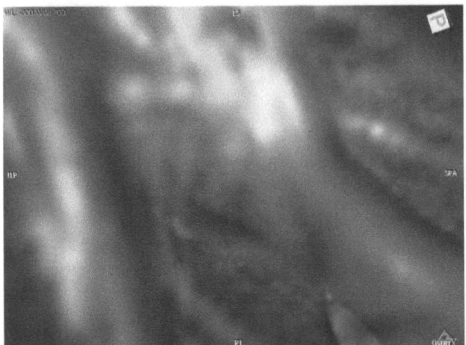

Abb. 3.4.1.9: Ruptur des rechten Vorhofs. Blick aus rechtem Vorhof.

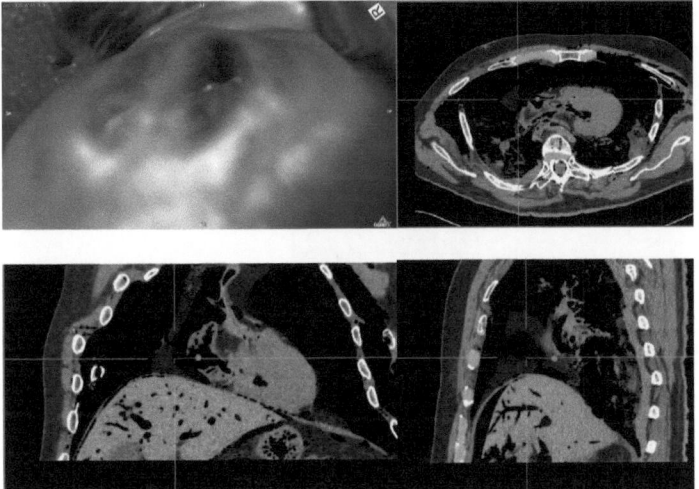

Abb. 3.4.1.10a-d: Ruptur des rechten Vorhofs. Blick intraperikardial auf rechten Vorhof. Virtuelle Endoskopie (a), CT (b-d).

Es konnte ein Perikarddefekt und ein Perikarddefekt mit Herzluxation dargestellt werden (Abb. 3.4.1.11a-d, Abb. 3.4.1.12, Abb. 3.6.).

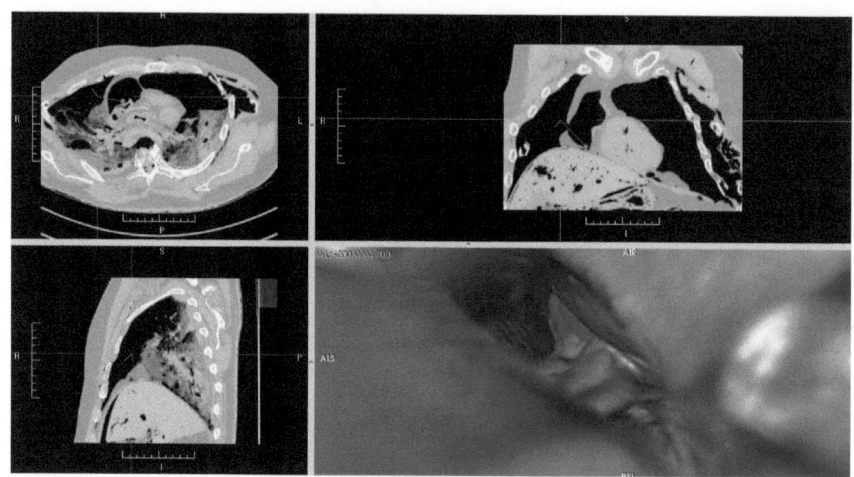

Abb. 3.4.1.11a-d: Perikardruptur. Blick intrathorakal auf Ruptur bei Pneumothorax.). CT (a-c) und Virtuelle Endoskopie (d).

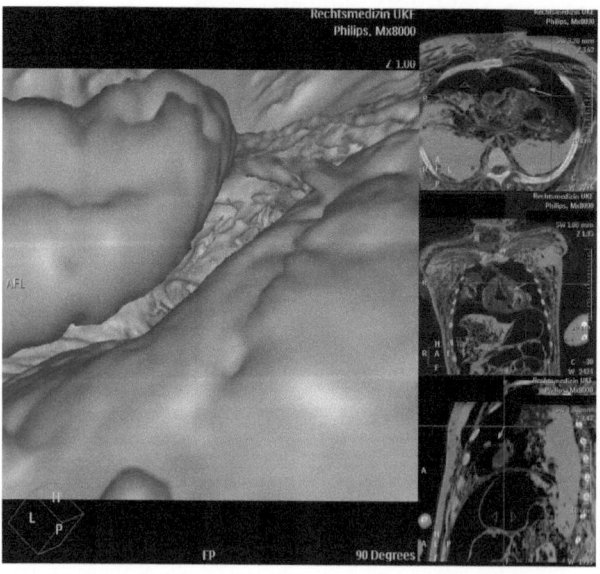

Abb. 3.4.1.12: Perikardruptur. Blick intrathorakal auf den Perikardruptur bei Pneumothorax.

3.4.2 Gefäße, Koronargefäße

Im *Aortenbogen* waren die Abgänge des Truncus brachiocephalicus, der A. Carotis sinistra und der A. subclavia sinistra sichtbar, sie waren leicht erkennbar (Abb. 3.4.2.1). Der Versuch sie zu endoskopieren fand eine Grenze in dem Softwarepaket – nach Auskunft der Firma Philips war eine virtuelle Endoskopie geeignet Strukturen mit einem Binnendurchmesser von mehr als 1-2cm zu analysieren; dies wurde durch die eigenen Ergebnisse bestätigt. Zuverlässig finden ließ sich der Abgang der A. coronaria dextra, sie war bei Luftfüllung der Aorta ascendens in jedem Fall mit Luft gefüllt und ließ sich an typischer Stelle finden (Abb. 3.4.2.2). Das Auffinden des Abgangs der A. coronaria sinistra machte Mühe. Es gelang nicht, wenn Blut ihn verdeckte, in diesem Fall musste der Verstorbene auf die rechte Seite gelagert werden. Die A. coronaria sinistra füllt sich spontan nicht immer mit Luft; wenn sie nicht mit spontan oder nach Lagerung des Verstorbenen auf die rechte Seite mit Luft gefüllt ist, bedarf es der genauen Inspektion, um ihren Abgang zu finden. Die Aufteilung der A. coronaria sinistra in den Ramus interventricularis anterior (LAD/RIVA) und den Ramus circumflexus (CRX) ließ sich bei der virtuellen Endoskopie nicht einsehen.

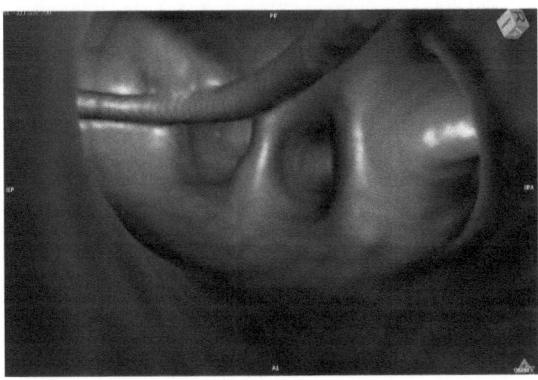

Abb. 3.4.2.1: Aortenbogen (mit liegendem Katheter) mit Abgang des Truncus brachiocephalicus, der A. carotis sinistra und der A. subclavia sinistra.

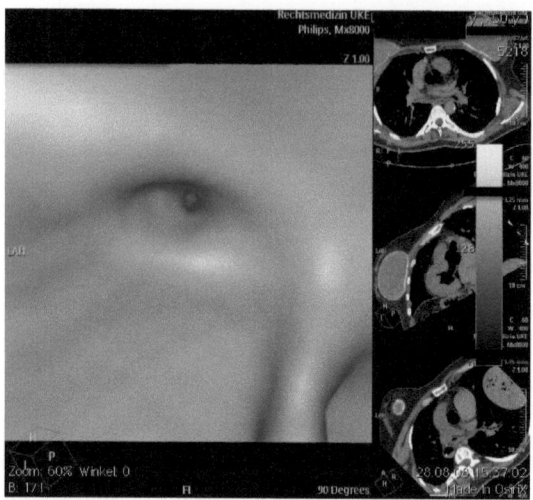

Abb. 3.4.2.2: Aorta ascendens mit Abgang der A. coronaria dextra. Das Lumen ist deutlich kleiner als das der großen Gefäße des Aortenbogens.

Die Pulmonalvenen waren dreimal bis in die Segmentvenen der virtuellen Endoskopie zugänglich. Erschwerend und begrenzend war ihre dorsale Position; auch bei Umlagerung gelang es nicht immer, sie ausreichend Luft zu füllen.

Die V. cava superior war darzustellen; die Vereinigungsstelle der V. brachiocephalica dextra und sinistra ist ein möglicher Ausgangspunkt; beide Venen waren der virtuellen Endoskopie zugänglich zumindest bis zur Vereinigung der V. subclavia mit der V. jugularis interna. In der V. cava superior war herzwärts nach der Einmündung der V. azygos zu suchen, sie ließ sich 7mal finden.

3.4.4 Fremdkörper

Die Virtuelle Endoskopie eignet sich dazu *Fremdkörper* darzustellen. Bei der eigenen Untersuchungsreihe waren die für die bei der Pneumoangiographie notwendigen Luftfüllung eingeführten Katheter (Abb. 3.4.1.1, Abb. 3.4.2.1, Abb.3.4.4.1) und Punktionsnadeln (Abb. 3.4.4.2) und darstellbar.

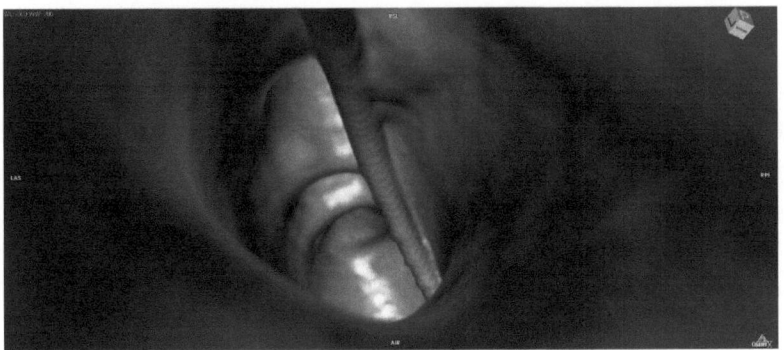

Abb. 3.4.4.1: Katheter im Aortenbogen.

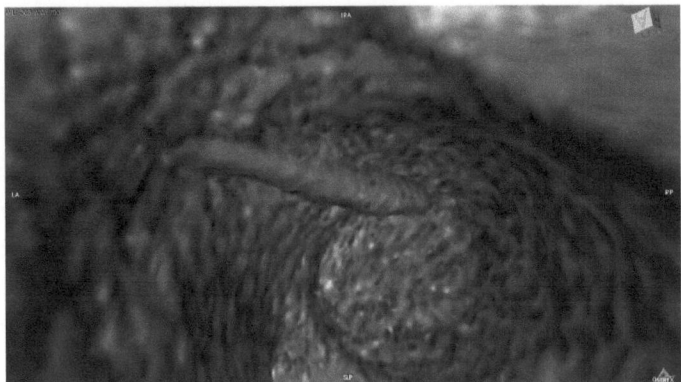

Abb. 3.4.4.2: Punktionsnadel im Truncus pulmonalis.

3.5 Darstellung von Koronargefäßen bei Verstorbenen

Beim Lebenden kann man eine Herzkatheteruntersuchung bei Veracht auf Koronararterienverletzung im Rahmen traumatischen Thorax-/Herzverletzungen vornehmen. Bei der bildgebenden Diagnostik des Verstorbenen ist dieses so nicht ohne weiteres auf Grund der fehlenden Herzaktion und Blutzirkulation durchzuführen. Es wurde nach Möglichkeiten gesucht die Koronararterien von Verstorbenen darzustellen, um Verletzungen von Koronararterien zu erfassen.

Hierzu wurden 16 Untersuchungen durchgeführt und bearbeitet. Davon wurden 8 zusätzlich mit Luftfüllung und drei mit Kontrastmittel untersucht. Dabei ergaben sich folgende Ergebnisse:

Koronargefäße sind beim Verstorbenen darstellbar. Die Darstellung ist mittels Luft- und Kontrastmittelfüllung und der Verkalkung möglich (Abb. 3.5.1.1, Abb. 3.5.1.2, Abb. 3.5.1.3, Abb. 3.5.1.4, Abb. 3.5.1.5, Abb. 3.5.2, Abb.3.5.3.1, Abb. 3.5.3.2). Es zeigt sich, dass die Untersuchung bei Verstorbenen Vorteile für die Darstellung hat, da zum einen die durch die Herzphasen verursachten Artefakte fehlen und es zum anderen kein Beschränkungen auf Grund der Strahlenexposition gibt. Es ist möglich, den Thorax bzw. das Herz kontinuierlich mit dem Kardiomode zu untersuchen, wodurch eine bessere Auflösung erreicht wird. Zudem hat die bildgebende Diagnostik den Vorteil, dass im Gegensatz zum Lebenden, der Durchmesser des Koronargefäßes gleichbleibend ist und sich nicht auf Grund der Herzphasen ändert.

3.5.1 Darstellung von Koronargefäßen bei Verstorbenen: Luftfüllung

Von den CT-Untersuchungen wurden 8 zusätzlich mit Luft untersucht. Bei der Darstellung der Koronargefäße im Rahmen der Pneumoangiographie wurde im Gegensatz zur Nachbearbeitung bei lebenden Patienten nicht mit MIP (Maximum Intensitätsprojektion) gearbeitet, sondern mit MinIP (Minimum Intensitätsprojektion). Zunächst wurde das Koronargefäß in den axialen Schichten und anschließend in MPR (gerade Multiplanare Reformation) in Längs- und Querrichtung zum Koronarverlauf und cMPR (gekrümmte MPR) dargestellt und analysiert (Abb. 3.5.1.1, Abb. 3.5.1.2, Abb. 3.5.1.3, Abb. 3.5.1.4, Abb. 3.5.1.5).

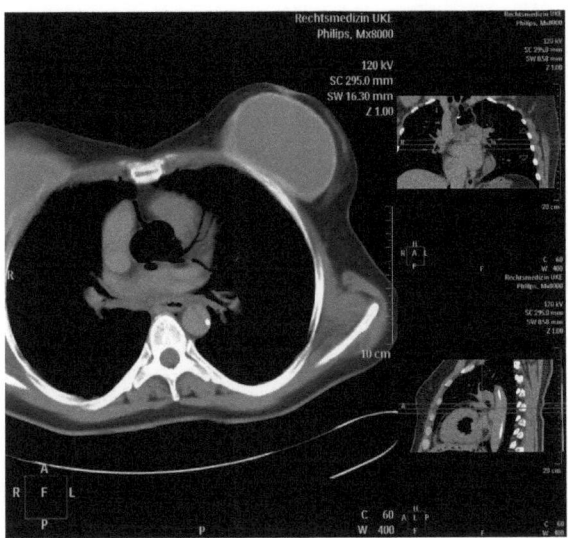

Abb. 3.5.1.1: Abgang und Verlauf der Koronararterien,
Nebenbefund: Z.n. Mammaplastik.

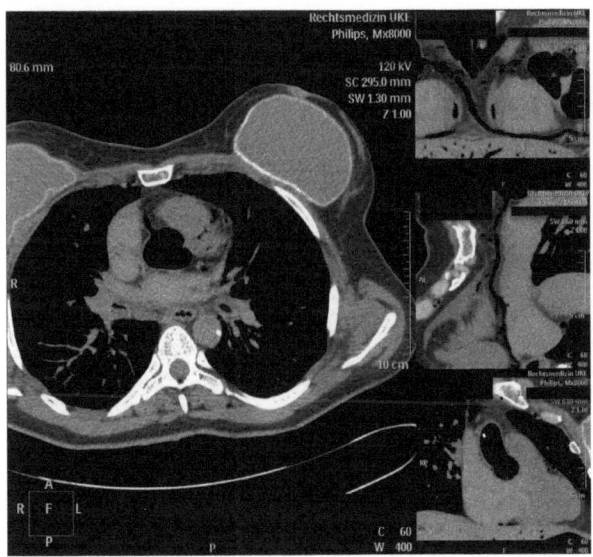

Abb. 3.5.1.2: Abgang und Verlauf der rechten Koronararterie (RCA),
Nebenbefund: Z.n. Mammaplastik.

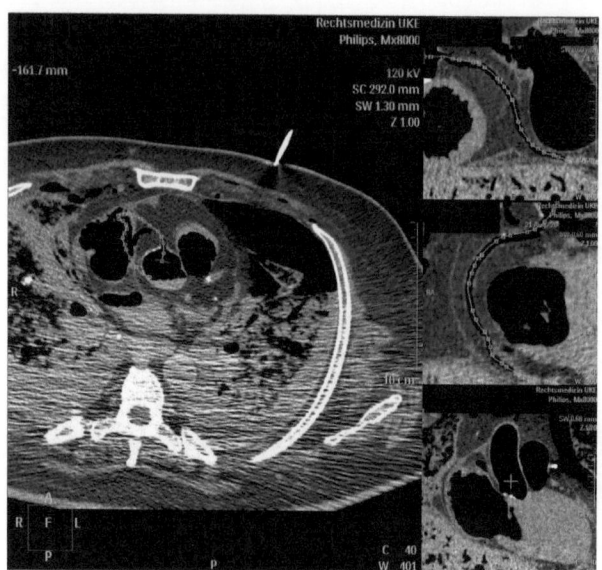

Abb. 3.5.1.3: Rechten Koronararterie (RCA) in den verschiedenen Schnittebenen, Markierungen im curved mode.

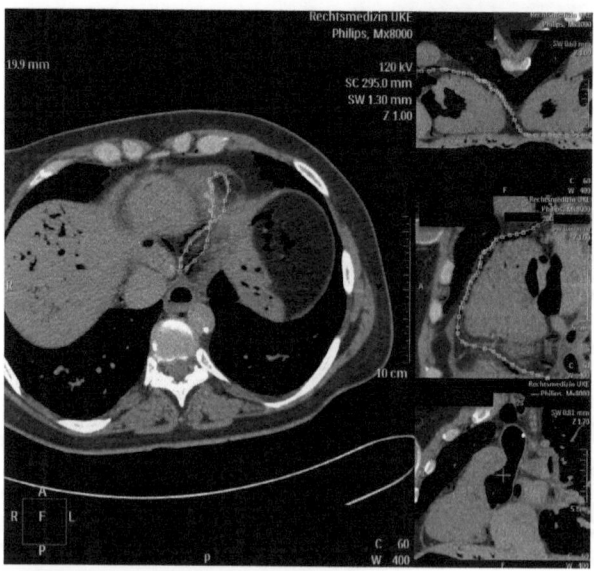

Abb. 3.5.1.4: Ramus interventricularis anterior (LAD/RIVA) der linken Koronararterie in den verschiedenen Schnittebenen. Markierungen im curved mode.

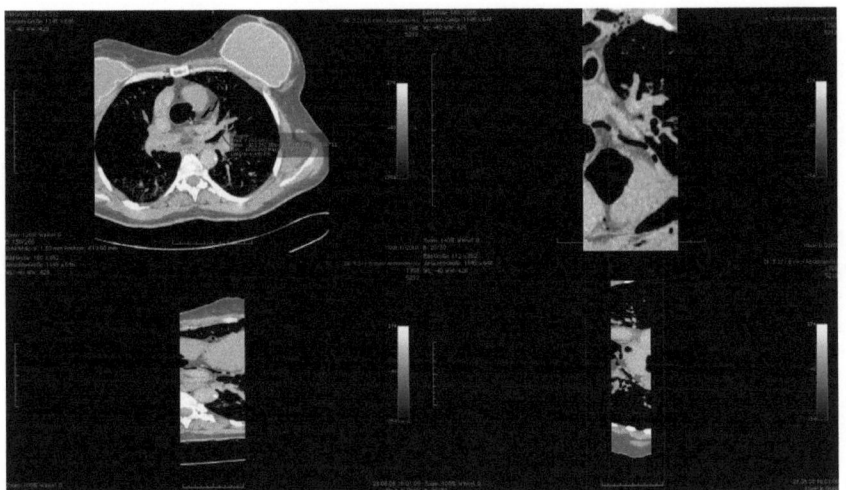

Abb. 3.5.1.5: Ramus circumflexus der linken Koronararterie (CRX) in drei Ebenen.

3.5.2 Darstellung von Koronararterien bei Verstorbenen: Kontrastmittel

Bei den CT-Untersuchungen wurde dreimal mit Kontrastmittel untersucht. Es zeigte sich, dass die Füllung der Koronararterien mit Kontrastmittel bei einem Herzen ohne Herzaktion schwierig ist. Aus diesem Grund wurde die Aorta zunächst mit Luft und anschließend mit Kontrastmittel gefüllt. Trotzdem war die Darstellung der Koronararterien mittels Kontrastmittel möglich, ist der Darstellung mit Luft aber beim Verstorbenen unterlegen.

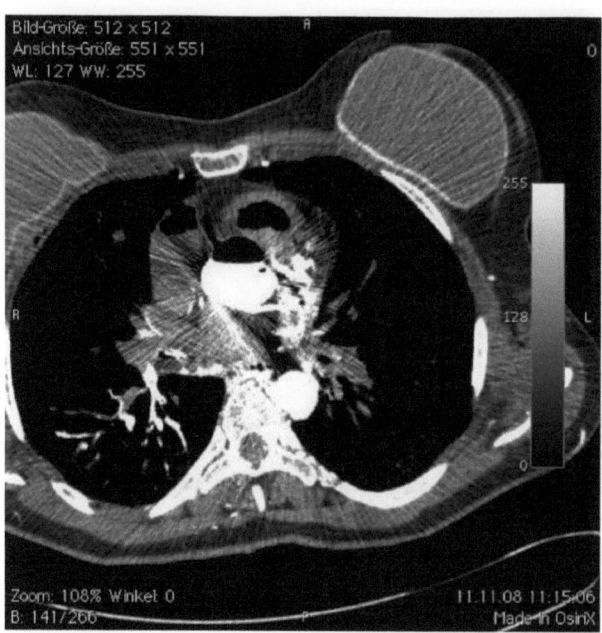

Abb. 3.5.2: Rechte Koronararterie (mit Luft) und linken Koronararterie mit Ramus interventricularis anterior (LAD/RIVA) und Ramus circumflexus (CRX) (mit Kontrastmittel).

3.5.3 Darstellung von Koronararterien bei Verstorbenen: Kalk

Koronararterien waren durch extern zugeführte Kontrastverstärker wie Luft oder Kontrastmittel darstellbar. Auch Kalk erleichterte die Darstellung der Koronararterien. Bei 3 Verstorbenen zeigte sich eine so starke Verkalkung der Koronararterien, dass eine Koronararterie über eine längere Strecke durch diese dargestellt werden konnte.

Bei einem Verstorbenen wurde zusätzlich eine Thrombose im Ramus interventricularis anterior (LAD/RIVA) nachgewiesen (Abb.3.5.3.1, Abb. 3.5.3.2). Hier zeigte sich wie beim Lebenden eine Verkalkungshäufigkeitsverteilung auf die einzelnen Koronararterien/-äste.

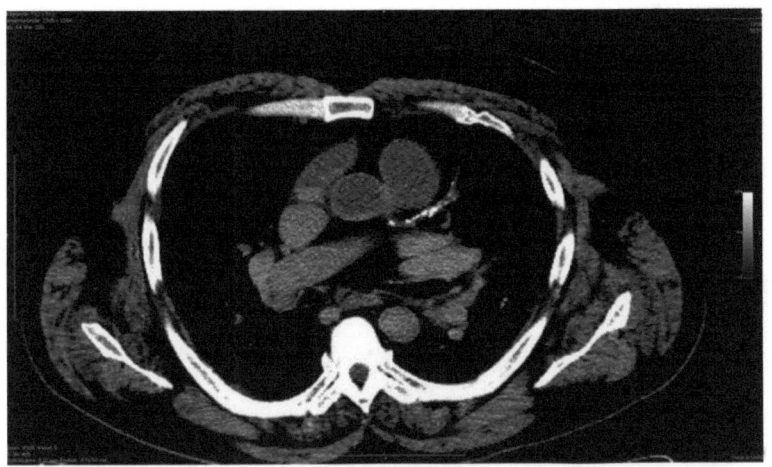

Abb. 3.5.3.1: Linke Koronararterie mit Thrombose im Ramus interventricularis anterior (LAD/RIVA).

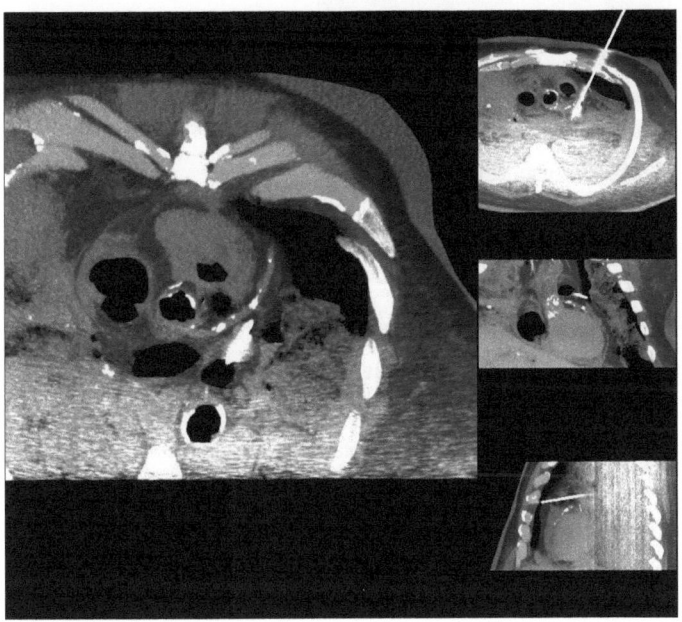

Abb.3.5.3.2: Ramus interventrcularis anterior (LAD/RIVA) mit Verkalkungen. Punktionsnadel.

3.5.5 Darstellung von Koronararterien bei Verstorbenen: 3D-Ausgussbild

Vorraussetzung für die Darstellung von Koronararterien mit dem 3D-Ausgussbild ist die Luftfüllung der Koronararterien. Technische Vorraussetzung ist das oben beschriebene CT (MX 8000 Quad, 120kV; Kardiomode: Herz 1,3mm/Pitch 0,6 mm), durchgeführt und bearbeitet) und das Opensource Programm Osirix. Die Beartbeitung erfolgt mit 3D Surface rendering.

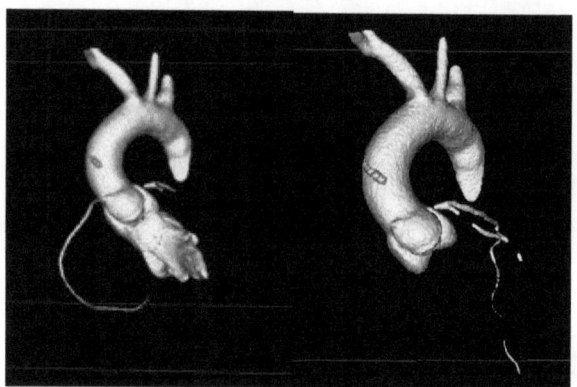

Abb.3.5.5.a und b: Aorta ascendens mit abgehender rechter Koronararterie (a), linkem Koronararterienstamm mit Ramus interventricularis anterior (LAD/RIVA) und interventricularis (CRX) (b). 3D- Ausgussbild.

Die Darstellung aller Koronargefäße bei Verstorbenen ist möglich. Es gibt verschiedene Darstellungsmöglichkeiten. Die Darstellung des Ramus circumflexus (CRX) war im Rahmen der Pneumoangiographie und Kontrastmitteluntersuchung am schwierigsten, was mit der erschwerten Füllung dieses Gefäßes zusammenhängt und auch nicht ohne weiteres durch Lagerungsmanöver zu erreichen war.

Die verschiedenen Untersuchungstechniken haben unterschiedliche Stärken. Dieses kann sowohl bei der unspezifischen Diagnostik als auch im Speziellen bei Thorax-/ Herztraumata von Bedeutung sein, wie z.B. bei traumatischer Koronararteriendissektion, Luftembolie oder Koronararterienthrombose.

4. Diskussion

Der Patient mit Herztrauma braucht eine zielgerichtete Diagnostik, eine rasche Notfallversorgung und eine rasche Therapie [8, 11, 21, 51, 76, 119, 130]. Mit den bildgebenden Verfahren wird das Trauma nachgewiesen, sie sind Grundlage für die Therapieplanung und Prognoseabschätzung. Das Vorgehen hängt von der vermuteten Herzverletzung, den zur Verfügung stehenden Möglichkeiten und den Erfahrungen der versorgenden und untersuchenden Ärzte ab; berichtet wird im Schrifttum vorwiegend über Einzelfälle [4-6, 8, 9, 11, 15-18, 22, 23, 25, 28-34, 37, 40, 44, 47, 50, 51, 54, 56, 57, 59, 62, 63, 65, 67, 69, 80, 81, 88, 91-94, 96, 97, 100, 104, 105, 109, 111, 112, 114, 116, 117-119, 125, 126, 128, 131, 132]. Die Analyse von Herzverletzungen bei Verstorbenen und bei Lebenden ist der Ansatz der eigenen Untersuchung.

4.1 Verstorbene und Lebende

Die Befunde an Lebenden stellen eine Selektion dar wie auch die Befunde an Verstorbenen. Die ersteren sind mit dem Leben vereinbar, die letzteren sind meist Ursache des Todes- wie sich im eigenen Krankengut zeigte:

Penetrierenden Verletzungen des Herzens haben eine hohe Mortalität (20 -25%) [76]; dies entspricht den eigenen Beobachtungen. Verletzungen mit geringem Durchmesser können eher überlebt werden, Beispiele sind die Verletzungen mit einer Schrotkugel oder Luftgewehrkugel [80]. Das Überleben begünstigt eine hohe Elastizität des verletzten Gewebes, eine eigene Beobachtung (Schussverletzung der Aorta bei einer jungen Frau Abb. 3.3.5.13a und b) bestätigten dies.

Verletzungen mit großer Ausdehnung bedeuten erheblichen Blutverlust in kürzester Zeit, sie führen zum Tod; Zeit für eine Intervention bleibt meist nicht. Beispiele sind Schussverletzungen des Herzens mit größerem Kaliber (Abb. 3.3.5.11a und b, Abb.3.3.5.12a und b) und bei mehrfachen Einstichverletzungen.

Faktoren, die ein Überleben bei penetrierenden Verletzungen begünstigten, sind nach eigener Beobachtung in Übereinstimmung mit dem Schrifttum [11, 20, 39, 60, 68, 74, 76, 121]:
- Eine Einzelverletzung – das Fehlen von weiteren Verletzungen
- eine Einzelverletzung des Ventrikels,
- Verletzungen des rechten Ventrikels
- Stichverletzung [11, 21, 60, 122].

Die Bedeutung einer Herzbeuteltamponade wurde im Schrifttum uneinheitlich gesehen (zur Auseinandersetzung siehe Asensio et al. 2003 [11], Campell et al. 1997 [21], Meyer et al. 1994 und 1995 [78, 79] und LeBlang und Dolich 2000 [68]). Bei den einen wurde das Vorhandensein einer Herzbeuteltamponade als günstig für das Überleben eines Stichverletzen gewertet [21], andere sahen dies nur bei Herzbeuteltamponaden durch Stichverletzungen[121] oder sahen die Herzbeuteltamponade nicht als Prognose verbessernden Faktor [11]. Dies war auch im eigenen Krankengut erkennbar. Bei den eigenen Beobachtungen zeigten sich bei fast allen Verstorbenen mit penetrierenden Herzverletzungen Herbeuteltamponaden, bei den Lebenden nur vereinzelt.

Perforierenden Herzverletzungen werden eher überlebt, wenn der perforierende Fremdkörper (das Messer oder die Schrotkugel) die Wunde verschließt, und Zeit bleibt bis zu einer geplanten Entfernung, bei der der Blutaustritt beherrschbar ist:
Preiss et al. 2003 berichteten über die Herzverletzung des linken Ventrikels durch einen Armbrustbolzen, der bei der Krankenhauseinlieferung noch steckte, eine größere Blutungen verhinderte und so das Überleben bis zur adäquaten ärztlichen Versorgung sicherte [96]. Auch bei De Reat et al. 2004 wurde beschrieben, dass ein bei einem Sturz ins Herz gerammter Bleistift eine tödliche Blutung verhinderte [33]. In der Geschichte findet sich hier das Beispiel der Kaiserin Elisabeth von Österreich die auf Grund einer Herzbeuteltamponade nach entferntem Messer im Rahmen eines Attentats starb. Aber auch die überlebten Schussverletzungen des Herzens aus dem ersten und zweiten Weltkrieg, wie sie bei Hahn [52] beschrieben wurden oder im Rahmen von Auseinandersetzungen heutzutage [104,] sind ein Beispiel für die beim Lebenden beschriebenen Verletzungen (Abb. 4.1a und b).

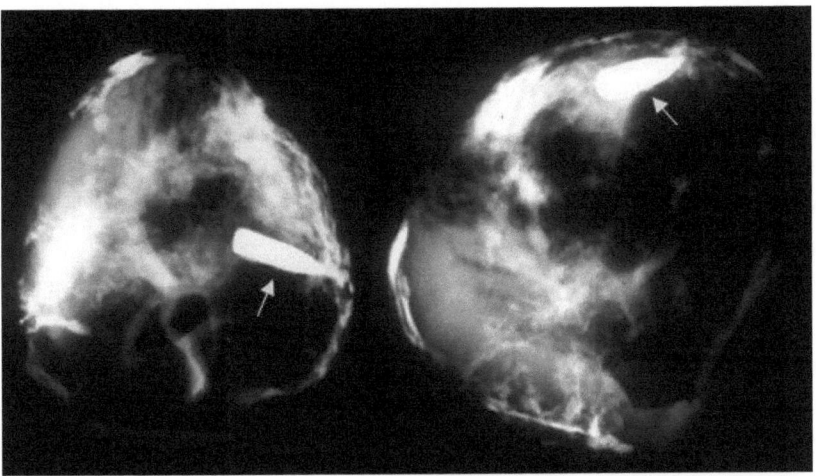

Abb. 4.1a und b: Projektil im Perikard und Myokard. Z.n. Steckschuss während des Krieges vor 40 Jahre. Begleitende Perikarditis constrikiva. Nativröntgen des pathologischen Präparates im frontalen (a) und kraniokaudalen Strahlengang (b).

Im eigenen Krankengut wurden diese Beobachtungen bestätigt; erkennbar war, dass nicht immer die zum Tode führende Herzverletzung den Tod gleich herbeiführte. Dies ließ sich aus dem Transport des in das Herz eingedrungenen Projektils durch das Blut in die Peripherie ablesen (Abb. 3.3.5.12a und b, Abb. 3.3.5.13a und b) oder auch bei dem Transport von Schrotkugeln im Körper, die das Herz getroffen hatten (Abb. 3.3.5.14a-c). Perforierenden Herzverletzungen zeigen sich unmittelbar oder mit zeitlichem Abstand zum Trauma - Wochen bis Jahre sind beschrieben -, Hinweise können Pleuraergüsse (auch entzündliche) und nach Jahren auftretende Pseudoaneurysmen [74] sein. Häufiger sind posttraumatischen VSDs [59, 91, 88, 117, 119] und Klappeninsuffizienzen wie z.B. Mitralklappeninsuffizienzen [51, 119, 129, 131], Aortenklappeninsuffizienzen [5, 28, 51, 129] oder Trikuspidalklappeninsuffizienzen [25, 31, 91, 97, 129], die posttraumatisch infolge eines myokardialen Infarktes bei Koronararterienverletzungen mit möglicher Thrombose, Embolie, Spasmus oder Ruptur [15, 18, 23, 44, 65, 69, 91, 125] auftreten können. Die Möglichkeit einer perforierenden Herzverletzungen besteht nicht nur im akuten Notfall, sondern auch nach Jahren; dies ist der Versorgung und bei der Untersuchung mit bildgebender Diagnostik zu berücksichtigen.

Aber nicht nur penetrierende Verletzungen des Herzens können zum Tode der Verletzten führen. Die häufigsten Verletzungsursachen für Herzverletzungen bei Lebenden und

Verstorbenen waren in den eigenen Untersuchungen und im Schriftum [43, 45, 89, 127] die *Herzverletzungen*, die bei 15% der stumpfen Thoraxtraumen vorkommen, in 50% der Fälle zum Tode führen und in 63% der Fälle durch Verkehrsunfälle verursacht sind [106]. Daher müssen stumpfe Verletzungen des Thorax an ein mögliches Herztrauma denken lassen. Sie können akut auftreten als Quetschungen, Rupturen des Myokards und Perikards [4, 8, 10, 25, 29, 30, 31, 32, 34, 44, 62, 67, 92, 97, 100, 109, 114, 116, 117, 127, 129, 132] (Abb. 3.3.1.1a-d, Abb. 3.3.1.4, Abb. 3.3.1.5a und b, Abb. 3.3.7.2a und b, Abb. 3.3.7.3a und b, Abb. 3.3.7.4a und b, Abb. 3.3.8.2, Abb. 3.4.1.9, Abb. 3.4.1.10a-d, Abb. 3.4.1.11a-d, Abb. 3.4.1.12), sowie daraus resultierenden Herzbeuteltamponaden (Abb. 3.3.2.1a und b, Abb. 3.3.2.2a und b) oder Koronararterienverletzungen. Bei den *Koronararterienverletzungen* sprechen die eigenen Untersuchungen für einen Unterschied bei Lebenden und Verstorbenen; bei Überlebenden fanden sich häufiger Verletzungen des Ramus interventricularis anterior (LAD/RIVA) der linken Koronararterie [11, 15, 18, 23, 37, 44, 47, 65, 68, 89, 105, 125], während bei Verstorbenen in den eigenen Untersuchungen meist Verletzungen der rechten Koronararterie (Tab. 3.1.1, Tab. 3.2.1) gefunden wurden bzw. diese Verletzungen in der Literatur meistens fatal endeten [111, 112]. Diese Traumata können auch erst Tage bist Wochen, manchmal sogar erst Jahre nach dem eigentlichen Trauma Auswirkungen zeigen wie z.B. in Form eines Hämoperikards [40], eines posttraumatischen Septumdefektes [10, 25, 30, 47, 106, 116] und einer Hernierung [4, 26, 31, 62, 97, 100, 132]. Auch Verletzungen der Herzklappen werden beschrieben. Sie sind manchmal das erste und/oder einzige Zeichen in der bildgebenden Diagnostik für eine stumpfe Herzverletzung. Berichtet wurde über Aortenklappenverletzungen [10, 28], Trikuspidalklappenverletzungen [25, 31, 97] und Mitralklappenverletzungen. Diese Verletzungen fanden sich dann typischerweise bei Lebenden. Die bildgebenden Diagnostik konnte beim Lebenden Hinweise hierfür liefern. In den eigenen Untersuchungen fanden sich vor allem akut durch das Trauma verursachte Septumdefekte (VSD, ASD), die meist nicht lang überlebt wurden. Auch die Klappenverletzungen wie Mitral- und Trikuspidalklappenan-, -ab- und Papillarmuskelabrisse sowie Pulmonal- und Aortenklappenabrisse traten akut auf. Im Gegensatz zum Lebenden fanden sich die Verletzungen beim Verstorbenen auch in Kombination.

Todesursächliche Herzverletzungen waren im eigenen Krankengut oft Mehrfachverletzungen; sie waren ausgedehnter, oft war mehr als eine Herzhöhle betroffen. Gefäßverletzungen zeigten sich mit totalen Rupturen. Auch Schussverletzungen wurden selten überlebt. In der Studie von Campell et al 1997 [21], bei der nur bei 4 von 494 Schussverletzungen bis zur Versorgung kam, ist ähnliches beschrieben. *Ausgeprägte Begleitverletzungen* waren oft bei todesursächlichen Herzverletzungen zu finden (siehe 3.1.2- 3.1.2.2, 3.2.2.-3.2.2.1), dazu gehörten einfacher oder kombinierter Hämato- oder/und Pneumothorax, Lungenvenenverletzungen, Gefäßverletzungen, wie Verletzungen der Aorta ascendens, des Truncus pulmonalis [76, 89] und der Koronararterien, was dem Schriftum entsprach. Besonders war, dass in den eigenen Untersuchungen die Verletzung der rechten Koronararterie (RCA) bei Verstorbenen überwog und in der Literatur meist die Verletzung des Ramus interventrcularis der linken Koronararterie (LAD/RIVA) zu finden war [63]. An Lebenden waren die Verletzungen der Nachbarschaftsorgane oft der Hinweis auf mögliche Verletzungen des Herzens, insbesondere dann, wenn die Lokalisation dafür sprach, dass das Herz durch die einwirkenden Kräfte direkt erreicht worden war. Das stumpfe Thoraxtrauma bei Verkehrsunfällen (Abb. 3.3.6.1a-c), aber auch Sonderfälle wie Explosionen, die die Thoraxwand zerstören, sowie Treffer von Plastik- und Gummigeschosse auf die Thoraxwand vor dem Herzen (Abb. 3.3.6.2a-c, Abb. 3.3.6.3a-d) stellten Hinweise dar. Die Veränderungen an der Haut, an der Lunge und am thorakalen Skelett, aber auch an der Trachea und der Verdacht der Verletzung der großen Gefäße müssen Anlass sein, auch an Verletzungen des Herzens zu denken. Gezielte Untersuchungen ggf. mit Koronararteriendarstellung können traumatisch bedingte Verlegungen der Arterien nachweisen [105, 106, 112].

Die *Hernierung* des Herzens ist bei Lebenden selten beobachtet, ist wenig bekannt und wird daher leicht übersehen (Abb. 3.3.2.3a-d, 3.3.2.4, 3.3.2.5a und b). Die Mortalität wurde mit um die 67% angegeben, bei fehlender Diagnosestellung [26, 45, 100]. Vermuten lässt sie sich bei einer Verlagerung ohne Erklärung in die rechte oder linke Thoraxhälfte, bei Verbreiterung des Mediastinums, bei Pneumomediastinum/Pneumoperikardium und bei abnormaler Herzsillhouette im Röntgenbild [128]. Ausgeschlossen werden muss in diesem Zusammenhang als mögliche Ursache ein Pneumothorax der Gegenseite, eine Verlegung des Bronchialsystems mit Atelektase und ein Zwerchfellhochstand [4, 99]. Ist dieses ausgeschlossen, und nimmt die Verlagerung möglicherweise zu, ist auf Grund des Nativröntgenbildes eine Verletzung des Perikards mit einer Verlagerung des Herzens durch die im Perikard entstandene Lücke in Erwägung zu ziehen. Bei De Rooij et al. 1993 wurde sogar eine traumatische Diaphragmaruptur mit Verlagerung von Darmgekröse in den Perikardsack mit einer zusätzlichen Herzluxation durch einen pleuroperikardialen Riss beschrieben [34]. In der Literatur fanden sich Hinweise dafür, dass die Anlage einer Drainage zur Pneumothoraxbehandlung eine Hernierung beschleunigen kann; so war in mehreren Fällen das erste Nativröngtenbild des Thorax unauffällig und erst nach Anlage einer einseitigen Bülaudrainage zeigte das Röntgenbild eine Luxation des Herzens [31, 62, 132]. Daraus lässt sich ableiten, dass an die traumatische Herzverletzung auch Tage später gedacht werden sollte und eine bildgebende Diagnostik hierfür sinnvoll ist. In der Literatur zeigte sich, dass die bildgebende Diagnostik den Hinweis liefern konnte [4, 31, 97, 100, 128, 132]. Im Zusammenhang mit einer Hernierung des Herzens wurde in drei Fällen die Kombination mit einer Trikuspidalklappenverletzung beschrieben[97].

4.2 Sektionsprotokolle

Bei der Autopsiebefundauswertung zeigte sich, dass Verletzungen des Herzens Muster erkennen lassen: bei stumpfen Herztraumata ist der Übergang der großen Körpervenen in den rechten Vorhof oder der Übergang der Lungenvenen in den linken Vorhof betroffen. Dieses deckte sich mit den Ergebnissen anderer Studien [43, 45, 57, 97, 120]. Es wurden vergleichbare Begleitverletzungen beschrieben.

In Studien wurde ein Zusammenhang von *nicht isolierten Sternumfrakturen* und Herzverletzungen beschrieben [13, 95]. Bei den eigenen Untersuchungen fanden sich bei 29 der 83 stumpfen Herzverletzungen auch Sternumfrakturen. In dem Zusammenhang wurde eine Häufung von Koronararterienverletzungen mit bestimmten Lokalisationen von Sternumverletzungen gefunden (siehe 3.2.2.): Von den 6 kombinierten Sternumfrakturen und Verletzungen der rechten Koronararterie lagen alle einzelnen und mehrfachen Querbrüche auf Höhe der 2./3. und 3./4. Rippe. Bei den beiden Fällen, wo sowohl Sternum als auch Stamm der linken Koronararterie verletzt waren, lag die Fraktur beide Male um den Bereich der 2./3. Rippe. Die Nähe der verletzten Strukturen zu einander und die Ausbreitungsrichtung der Verletzung erklärt dies. Die Möglichkeit des Herzinfarktes nach Sternumfraktur bei stumpfen Verletzungen ist bekannt und untersucht. Ein Zusammenhang mit Herzkontusionen, nicht aber mit einer Koronararterienverletzung wurde beschrieben [13, 95, 108]. Aus diesen in den Sektionsprotokollen beschriebenen Verletzungen lässt sich ableiten, dass sich Hinweise für die weiterführende bildgebende Diagnostik beim Lebenden ergeben. So sollte bei der Verletzung des Sternums in Verbindung mit einem Hämoperikard oder Hämatothorax auch immer an eine Verletzung der Koronargefäße gedacht werden, was unter Umständen lebensrettend sein könnte.

In den eigenen Ergebnissen fand sich deckend mit Wall et al. 2005, dass Begleitverletzungen mit instabilem Thorax mit Rippen- und/oder Sternumverletzung und/oder Brustwirbelsäulenverletzung eine Herzverletzung wahrscheinlich machen [129] (siehe 3.2.2, 3.2.3 und 3.3.8). Bei Kindern ergeben sich bei stumpfen Traumata zusätzlich die Möglichkeiten einer Herzverletzung unabhängig von ausgedehnten Thoraxverletzungen, oft sogar ganz ohne weitere Verletzungen, wie in mehreren Fallschilderungen beschrieben wurde [42, 81, 93, 108].

Regionale Unterschiede fanden sich bei Herzverletzungen. So überwogen in der eigenen Studie in Hamburg und ähnlichen Studien der Stich als Ursache bei den perforierenden Verletzungen. In der Türkei überwogen dagegen Schussverletzungen [87]. Verkehrunfälle sind in den europäischen Ländern und den USA die häufigsten Ursachen für Herzverletzungen. In Hamburg dagegen war der Sturz aus großer Höhe die häufigste Ursache für Herzverletzungen [120] (Tab. 2.1). Dies entspricht den eigenen Beobachtungen. So wurden die Herzverletzungen bei perforierenden Verletzungen in den Autopsiebefunden häufiger als Haupttodesursache angegeben als bei stumpfen Verletzungen. Schussverletzungen des Herzens gingen eher tödlich aus als Stichverletzungen. Bei stumpfen Verletzungen traten die Herzverletzungen meist im Rahmen eines Polytraumas auf und oft sind andere Verletzungen Haupttodesursache.

Bei mehreren Fallschilderungen in der Literatur werden auch Herzverletzungen nach leichten stumpfen Traumata ohne Polytrauma und weiteren äußeren Verletzungen beschrieben [58, 81, 93]. Dabei kam es zu Herzverletzungen, die direkt zum Tode geführt haben, wie eine bei Ihama et al. 2006 beschriebene Ruptur des rechten Ventrikels und rechten Vorhofs nach einem Verkehrsunfall mit einem Roller, wo es zur Einklemmung des Fahrers zwischen Lenkrad und zwei hinter ihm sitzenden Mitfahrern kam [58]. Auch bei Pollak und Stellwag-Carion 1991 und Murillo et al. 2002 wurden Herzverletzungen bei Kindern nach Sturz aus bis zu 3 m Höhe und Anfahrverletzung ohne weitere äußere Verletzungen beschrieben, die sich erst verspätet (nach Tagen) als Ruptur des linken Ventrikels zeigten und so zum Tode führten [81, 93]. Beim eigenen Krankengut gab es einen entsprechenden Fall, bei dem ein drei jähriges Mädchen nach einem Treppensturz an einer Herzverletzung starb. Hier zeigt sich, dass dieses auch in der bildgebenden Diagnostik sowohl bei Verstorbenen als auch beim Lebenden eine Rolle spielen kann, da auch bei äußerlich leichten Verletzungen an Verletzungen des Herzens gedacht werden muss. Bei Lebenden deshalb, da diese Verletzungen auch länger überlebt werden.

4.3 Bildgebende Verfahren

Die *Nativdiagnostik* zeigt Fremdkörper (z.B. Kugeln, Messer, Nadeln) [22, 55, 80] (Abb.3.3.5.1, Abb. 3.3.5.2a u. b, Abb. 3.3.5.3a u. b, Abb. 3.3.5.4, Abb. 3.3.5.5a-c., Abb. 3.3.5.6a und b,

Abb. 3.3.5.8, Abb. 3.3.5.9a und b, Abb. 3.3.5.10a und b, Abb. 3.3.5.11 a und b, Abb. 3.3.5.12a und b, Abb. 3.3.5.13a und b, Abb. 3.3.5.14a-c).

Sie zeigt Luft in Form eines Pneumoperikards bzw Pneumomediastinums oder direkt in den Herzhöhlen und eine Verlagerung des Herzens [4, 27, 31, 72, 85, 97, 100, 106, 128, 129, 132] (Abb. 3.3.2.3a-d, Abb. 3.3.2.4, 3.3.2.5a und b). Die Nativdiagnostik zeigt ein verbreitertes Mediastinum, eine abnormale Herzsillhouette oder einen deutlich verlagerten Herzschatten [4, 26, 62, 72, 97, 100, 128, 132] (Tab. 3.3.8). Nicht immer führte das Nativröntgenbild zu einem Verdacht auf eine Verletzung des Herzens [4, 45, 72, 97, 127, 129]; Frakturen der Thoraxwand, manchmal auch des Sternums sind erkennbar (Abb. 3.3.6.2a). Zeichen des instabilen Thorax durch Rippenserienfrakturen und/oder Sternumfraktur weisen auf die Möglichkeit einer Herzverletzung hin. Ähnliches galt für die Begleitverletzungen wie z.B. das Vorhandensein eines Hämatothorax, der häufig mit Verletzungen des Herzens oder großer herznaher Gefäße einhergeht [106]. Gelegentlich waren unspezifische Pleuraergüsse zu erkennen, die infolge traumatischer oder posttraumatischen Mitralklappenverletzungen auftraten, aber trotzdem als unspezifisch zu bewerten waren [131]. Die Veränderungen, die fassbar waren, wiesen nur ausnahmsweise das Herztrauma direkt nach. Sein Ausmaß ist in der Nativdiagnostik kaum zu beurteilen.

Die *Computertomographie* ist in der Lage, das Eindringen von Luft in das Herz nachzuweisen (Abb. 3.3.4.3a). Auch die Darstellung des Schusskanals und die Lokalisation des Fremdkörpers im Herzen war dadurch besser möglich als nativdiagnostisch [22, 72, 96, 118] (Abb.3.3.5.7a-c, 3.3.5.9a). Durch die Computertomographie bestand die Möglichkeit Koronararterien und ggf traumatisch bedingte Verletzungen der Koronararterien darzustellen bzw. danach zu suchen [48, 114]. Dieses hat auch für die Diagnostik am Verstorbenen Bedeutung (siehe 3.4).

Ein einschränkender Faktor für den Einsatz der Computertomographie zur Darstellung von Herzverletzungen beim Lebenden war zum einen, dass die Patienten hämodynamisch stabil sein müssen [46, 124], was bei Polytraumatisierten und bei verzögerter Versorgung in Hinblick auf die Interventionszeiten den Einsatz einer CT-Untersuchung von vornherein beschränkt. Zum anderen wurde die Strahlenexposition beim Lebenden als zu beachten genannt; sie ist bei Herzuntersuchungen höher, als bei normalen CT-Thoraxuntersuchungen [7]. Dies ergibt sich aus der benötigen hohen zeitlichen Auflösung zur Vermeidung von Bewegungsartefakten, der EKG-Synchronisation der Datenaquisition und einer hohen Ortsauflösung [7].

Die Computertomographie am Lebenden war geeignet zur Lokalisation von Verletzungen und der zuvor genannten Fremdkörper [22, 96, 104, 118], doch waren sinnvolle Darstellung von feineren Strukturen wie der Klappen oder von kleineren Myokardrisse bei Lebenden nicht in der gleichen Form möglich wie beim Verstorbenen und so ist bei Lebenden die Echokardiographie zu bevorzugen bzw. sinnvoller [124]. Auch auf Grund der oft unterschiedlichen Ausdehnung der Myokardrupturen war die Darstellung beim Verstorbenen, wo die Rupturen meist ausgeprägter waren, keine EKG-Synchronisation notwenig ist, keine Atmungsartefakte vorhanden sind und die Strahlenexposition hoch sein kann, zugänglicher (Abb. 3.3.1.1a-d, Abb. 3.3.1.3a und b). Ähnliches gilt auch für die Klappen. Die Computertomographie konnte auch Hernierungen des Herzens in Verbindung mit einem Pneumoperikard (Abb.3.3.2.3c und d, Abb. 3.3.2.6) darstellen und damit indirekt zur Diagnose einer Perikardruptur sowohl bei Lebenden als auch bei Verstorbenen führen [3, 72, 92]. Zum anderen liefert sie durch die Darstellung von Begleitverletzungen Hinweise auf eine mögliche Herz- oder Perikardverletzung [124] (Abb. 3.3.2.1a und b, Abb.3.3.1.10b, Abb. 3.3.3.2b und c).

Sich mit den eigenen Ergebnissen deckend ist bei Leibecke et al. 2008 beschrieben, dass die CT-Untersuchung mittels Lungenfenster mit der Darstellung eines Pneumoperikards, assoziiertem Hämatothorax oder Pneumothorax diese Hinweise auf eine Luxation des Herzens liefern kann [72] (Abb. 3.3.2.3a-d).

Angiokardiographie erlaubte den Nachweis von Kontinuitätsunterbrechungen in den Herzwänden. Dieses konnte eine Verbindung zum Perikard (Abb. 3.3.1.4) sein oder auch traumatisch entstandene Verbindungen zwischen den Herzhöhlen in Form von ASD oder VSD [10, 88, 91, 119] (Abb.3.3.1.5a und b). Bei der Diagnostik von traumatischen Spätfolgen ist hieran zu denken, der Nachweis ist weiterhin schwierig und die Ausnahme. Mit der Angiokardiographie war vor allem (zumindest beim Lebenden) die Darstellung einer traumatisch bedingte Verletzung bzw. Thrombose/Embolie der Koronargefäße möglich [15, 18, 44, 65, 69, 112, 105, 125] (Abb.3.3.3.1b, 3.3.3.3a).

Die *MRT*-Untersuchung hatte ihre Stärken bei der Darstellung der Herzhöhlen, dem Nachweis von Luft und lokalen Blutungen (Abb. 3.3.4.2d und e, 3.3.4.4a), die auch im Myokard liegen können, wie zB. ein intramurales Hämatom nach Angiokardiographie. Auch die Darstellung einer VSD [117] und einer posttraumatischen Pseudoaneurysmas [74] mittels MRT wurde beschrieben. Bei Verstorbenen wurden Untersuchung des Herzens und Darstellung von Myokardrupturen und Luxation des Herzens mit der MRT beschrieben [2, 3]. Ein Vorteil der Kernspintomographie ist die Darstellung von Stichkanälen und Rupturen am Myokard. Durch die strichförmige Signalalteration hebt sie sich der Defekt deutlich vom unversehenen Myokard ab (Abb. 3.3.1.2a). Der Nachteil der MRT-Untersuchung besteht in der Zeit, die für eine Untersuchung notwendig ist. Bei Lebenden steht diese in der Notfallsituation nicht zur Verfügung. Bei Verstorbenen konnte sie wichtig Hinweise liefern [100] (Abb. 3.3.1.2a).

Die *Echokardiographie* (Sensitivität 56%-100%, Spezifität 93%-97% [33, 78, 79, 101]) ist eine bildgebende Diagnostik am Lebenden. Die Echokardiographie wurd in Form von transthorakaler Echokardiographie (TTE) und transösophageale Echokardiographie (TEE) eingesetzt. Sie konnten direkt ein Trauma wie z.B. eine Myokardperforation, Myokardruptur oder mit der Doppleruntersuchung eine Gefäßruptur, speziell mit der TEE, vor allem der Aorta, zeigen [101, 114, 124]. Sie waren aber vor allem auch zur Darstellung von Perikardergüssen, Herzbeuteltamponaden, Hypokinesien, Klappeninsuffizienzen und Klappen- bzw. Papillarmuskelupturen [10, 16, 25, 28, 29, 33, 37, 40, 44, 54, 67, 88, 94, 97, 106, 119, 129, 130] (Abb. 3.3.7.1a, und b, Abb. 3.3.8.2a und b, Abb. 3.3.1.9, Abb. 3.3.1.10b) als indirekten Hinweis für eine Myokardruptur oder Koronararterienverletzung geeignet [28, 29, 40, 105]. Bei Mahenthiran und Weerackody 1999 wurde beschrieben, dass mittels Echokardiographie auch eine Kugel im Septum lokalisiert werden konnte [73] (Abb. 3.3.5.9b). Auch bei anderen wurde die Lokalisation eines Fremdkörpers mittels Echokardiographie beschrieben [96, 104]. Entstandene Shuntverbindungen wie akute oder posttraumatische ASDs oder VSDs [10, 16, 30, 47, 56, 88, 91, 117, 119] (Abb. 3.3.1.6a und c, Abb. 3.3.1.8a) oder auch intrakardiale Läsionen wie eine Shuntverbindung zwischen Aorta und rechtem Ventrikel [94, 109], Aorta unf Truncus pulmonalis [17] konnten dargestellt werden. Sie waren auch in der Lage ein Hämatomediastinum oder Pleuroperikard darzustellen [79]. Bei Cherng et al. 1995 wurde sogar die Darstellung eines Intimafetzens des Ramus interventricularis anterior mittels transösophagealer Echokardiographie beschrieben, der zur Verdachtsdiagnose einer Dissektion des Ramus interventricularis anterior (LAD/RIVA) geführt hatte [23]. Häufiger wurde die Darstellung einer Hypokinesie beschrieben, die zur Verdachtsdiagnose einer traumatisch bedingten Koronararteriendissektion geführt hatte [40, 50, 65, 69, 100].

Einschränkungen fanden sich hier vor allem durch die Erfahrenheit des Untersuchers [101] und bei TTE-Untersuchungen durch zusätzliche Verletzungen wie Hämatothorax bei penetrierenden Verletzungen und bei stumpfen Thoraxverletzungen [114].

Insgesamt sprechen die eigenen Untersuchungen dafür, dass Herzverletzungen häufiger sind, als sie nachgewiesen werden. Der Grund dafür könnte sein, dass wenig an sie gedacht wird und sie wenig bekannt sind.

4.4 Autopsiebefunde und bildgebende Diagnostik

In der Rechtsmedizin besteht gegenwärtig ein großes Interesse an den bildgebenden Verfahren. Ein spezielle Form ist die virtuelle Autopsie, die für sich in Anspruch nimmt, die Aussagen der Autopsie ohne Autopsie zu erlauben [2, 3, 61, 115].

Die bildgebende Diagnostik von Herzverletzungen beim Lebenden und Verstorbenen ist eine Herausforderung. In den Sektionsprotokollen konnten unterschiedliche Verletzungen des Herzens herausgearbeitet werden. Herzverletzungen des Verstorbenen waren in der bildgebenden Diagnostik darstellbar. Die eignen Untersuchungen zeigten, dass direkte und indirekte Zeichen der Herzverletzung bei Verstorbenen darzustellen sind. Die Sektion zeigt auch Verletzungen, die beim Lebenden nicht erfasst werden.

Die bildgebende Diagnostik des Herzens hatte der Autopsie gegenüber den Vorteil, dass die Darstellung von Luftembolien leichter möglich war. Der vorangehenden CT-Untersuchungen gaben einen Eindruck vom Ausmaß der Verletzungen. Bei perforierenden Verletzungen bestand die Möglichkeit einen Hinweis auf den Stich- oder Schusskanal und den Verbleib des Projektils zu geben. Speziell fürs Herz ist hier auch die Verschleppung der in das Herzen eingedrungenen Kugel zu nennen.

Viele Befunde von Herzverletzungen waren mit bildgebebenden Verfahren darzustellen. Bei Aghayev et al. 2008 wurde beschrieben, dass die Übereinstimmung der Thorax-MRT und -CT Befunde bei stumpfen Thoraxtraumen mit den Autopsiebefunden zwischen 75% und 100% lagen. Doch wurde hier eine Einschränkung bei Herzverletzungen gemacht, die eine Übereinstimmung von 38% hatten [2]. Dieses zeigt zum einen, dass Herzverletzungen selten sind und es eine mögliche Unsicherheit auf Seiten des Befundenden gibt und zum anderen dass es sinnvoll ist, mit Hilfe der Autopsiebefunde Herzverletzungen zu beschreiben und auf die Möglichkeit ihres Vorliegens bei Lebenden hinzuweisen..

Die bildgebende Untersuchung des Verstorbenen ergänzte die Autopsie, sie wies Luft nach und gab Hinweise auf den Ort von Verletzungen und deren Ausmaß.

4.5 Schlussfolgerungen

Die eigene Arbeit ergab, dass beim Lebenden nicht alle Verletzungen erfasst werden. Dieses begründete sich zum einen darauf, dass die Verletzungen am Herzen nicht so ausgedehnt sind wie beim Verstorben und zum anderen auf die Begrenzung der

Untersuchungszeit durch Belastungen durch Umlagerung, Wiederholung und Strahlenbelastung. Der Befund ließ sich nicht wie beim Verstorbenen durch die Autopsie bestätigen. Im Vergleich der Befunde der Sektionsprotokolle und der der bildgebenden Diagnostik waren nicht alle Verletzungen gleich gut darzustellen.

In der bildgebenden Diagnostik ließen sich direkte und indirekte Zeichen eines Herztraumas benennen. Direkte Zeichen beweisen das Trauma, indirekte weisen darauf hin. Fehlt das direkte Zeichen, macht das indirekten Zeichen eine Verletzung wahrscheinlich.

Bei Lebenden weißt eine Nativröntgendiagnostik Herzvergrößerungen (u.a. durch Perikarderguss), Zeichen der Herzinsuffizienz (Zeichen des allgemeinen Herzschadens), Verletzungen der Nachbarschaftsorgane als Hinweis auf Herzverletzungen und eine Herzverlagerung als Hinweis auf Hernierung nach. Luft innerhalb des Herzens ist bei Lebenden die Ausnahme und eher bei Verstorbenen zu sehen. Fremdkörper lassen sich in das Herz lokalisieren. Die Veränderung ihrer Lage weist auf eine Wanderung im Herzen, ihr Verschwinden im Übersichtsbild auf Embolie bzw. Verschleppung hin. Die genauere Zuordnung zu bestimmten Herzhöhlen gelingt nativdiagnostisch nicht immer.

Die Computertomographie kann in Einzelfällen Stiche nachweisen. Mit ihr lassen sich Fremdkörper in den Herzkammern lokalisieren. Luft und Perikardergüsse lassen sich gut erfassen. Die Computertomographie gibt darüber hinaus wesentliche Informationen über die benachbarten Strukturen und gibt Hinweise auf eine mögliche Herzverletzung durch bestimmte Begleitverletzungen. Bei Verstorbenen lassen sich Koronararterien darstellen. Es ergibt sich auch der Sonderaspekt zusätzlicher Untersuchungstechniken mittels Pneumoangiographie und virtueller Herzendoskopie. Sie ergänzen das post mortem CT durch die Möglichkeit der Darstellung interner Herzstrukturen, wie Klappen, Papillarmuskeln, Septum, Koronargefäße und herznahen Gefäßen.

5. Zusammenfassung

Ausgangspunkt der eigenen Untersuchungen war die Frage, ob sich Herzverletzungen in der bildgebenden Diagnostik darstellen lassen, welche Befunde es bei Lebenden und Verstorbenen gibt und welche Herzverletzungen bisher nicht dargestellt wurden. Dazu wurden Befunde der bildgebenden Diagnostik von Herzverletzungen und Begleitverletzungen von 22 Lebenden, 21 Verstorbenen und 73 Fallbeschreibungen, sowie Herzverletzungen aus 139 Sektionsprotokollen gesammelt und ausgewertet. Bei 16 Verstorbenen wurden neue bildgebende Verfahren zur Darstellung des Herzens bei Verstorbenen wie post mortem CT, die Pneumoangiographie, die virtuelle Kardioendoskopie und die Darstellung der Koronargefäße angewandt. Es gab unterschiedliche Verletzungen bei Lebenden und Verstorbenen. Die Verletzungen des Verstorbenen waren in der Regel ausgedehnter als die des Lebenden. Es stellte sich ein Vollbild dar, dass beim Lebenden zunächst nicht erreicht wird, wie z.B. ausgedehnte Herzbeuteltamponade und Hämatothorax oder der komplette Abriss einer Herzhöhle oder herznaher Gefäße. Beim Lebenden fanden sich z.b. geringere Perikardergüsse, Anrisse herznaher Gefäße und Herzhöhlen, Pseudoaneurysmen oder intramurale Hämatome, die zunächst das Überleben ermöglichen. Beim Lebenden waren nicht alle Verletzungen darzustellen. Die Verletzungen waren geringer, wie z.B. Myokardrupturen. Bei Verstorbenen war die Darstellung einfacher, da Strahlenbelastung, Vermeidung unnötiger Belastung durch Umlagerung und Wiederholung und überlagernde Artefakte wie Atmung und Herzschlag entfallen. Zudem besteht die Möglichkeit der Verifizierung durch die Autopsie. Nicht alle bildgebende Verfahren waren gleich geeignet alle Verletzungen darzustellen. Während z.B. die Nativröntgenuntersuchung gut zur Darstellung von Fremdkörpern war, war die Computertomographie oder Echokardiographie besser zur Lokalisation in eine einzelne Herzhöhle. Auf der anderen Seite ließ sich die Nativröntgenuntersuchung für den ersten Hinweis auf eine Hernierung des Herzens einsetzen. Die bildgebende Diagnostik eignete sich Herztraumata darzustellen. Es ließen sich direkte und indirekte Zeichen einer Herzverletzung in der bildgebende Diagnostik benennen. Es gab unterschiedliche Befunde bei Lebenden und Verstorbenen und Grenzen der bildgebenden Diagnostik. Ein fehlender bildgebender Nachweis schloss eine Verletzung nicht aus.

6. Abkürzungsverzeichnis

A.: Arteria

Abb.: Abbildung

ACSS: Ateria coronaria sinistra Stamm

ASD: Vorhof (Atrium)septumdefekt

bzw.: beziehungsweise

cMPR: gerade multiplanare Reformation

CRX: Ramus circumflexus der Arteria coronaria sinistra

CT: Computertomogramm, Computertomographie

LAD/RIVA: Ramus intervenricularis anterior der Arteria coronaria sinistra

MinIP: Minimum Intensitätsprojektion

MRT: Magnetresonanztomographie

RCA: Rechte Koronararterie

Tab.: Tabelle

TTE: Transthorakale Echokardiographie

TEE: Transösophageale Echokardiographie

Tr.: Truncus

u.a.: unter anderem

V.: Vena

v.a.: vor allem

VE: Virtuelle Endoskopie

VSD: Ventrikelseptumdefekt

z.B.: zum Beispiel

7. Literaturverzeichnis

1) Acuña, PR; García, D; Velasco, R; Chávez, J; Catzalco, J; Barrera, H; Torres, R; Cervera, M; Saldivar, C; Villegas, P; Espino, S
   Trauma cardiaco penetrante. Informe de 24 pacientes; Penetrating cardiac trauma. Report on 24 patients
   Cir Gen. 2000 Jan-Mar;22(1):24-28.

2) Aghayev, E; Christe, A; Sonnenschein, M; Yen, K; Jackowski, C; Thali MJ; Dinhofer, R, Vock, P
   Postmortem imaging of blunt chest trauma using CT and MRI: Comparsion with autopsy
   J Thorac Imaging. 2008 Feb;23(1):20-27.

3) Aghayev, E; Jackowski, C; Thali, MJ.; Yen, K; Dirnhofer, R; Sonnenschein, M
   Heart luxation and myocardium rupture in postmortem multislice computed tomography and magnetic resonance imaging
   Am J Forensic Med Pathol. 2008 Mar; 29(1):86-88.

4) Aho, AJ; Fics, ME; Vänttinen, A; Nelimarkka, OI
   Rupture of the pericardium with luxation of the heart after blunt trauma.
   J Trauma. 1987 May;27(5):560-563.

5) Aikat, S; Lundergan, CF; Adkins, MS; Lewis JF
   Delayed presentation of ventricual outflow tract after penetrating cardiac trauma
   JASE. 2003 Oct;16(10):1085-1087
   http://www.onlinejase.com/article/PIIS089473170300419X/abstract.

6) Al-Hindi, S; Board, A; Al-Bareeq, R; Nair S
   Penetrating cardiac trauma
   Bahrain Medical Bulletin 2000 Jun;22(2):1-5.

7) Alkadhi, H; Leschka, S; Flohr, T; Marincek, B
   Praxisbuch Herz-CT
   1. Auflage April 2009 Springer, Heidelberg.

8) Ansari, MZ; Chaudhry, MA; Singal A; Joshi, R
Unusual cardiac injury following blunt chest trauma
Eur J J Emerg Med. 2001;8:229-231.

9) Arcudi, G; Marchetti, D
Left ventricular aneurysm caused by blunt chest trauma
Am J Forensic Med Pathol. 1996 Sep;17(3):194-196.

10) Arruda Filho, MB; Silva, HE; Arruda de Godoy Santos, F; da Costa Rayol, S; Morais Arruda, AP, Arruda Buarque de Gusmão, C; Fontes, E
The surgical treatment of traumatic rupture of aortic valve and atrial septum after blunt chest trauma: literature review and presentation of a rare case
Rev Bras Cir Cardiovasc. 2003Apr/Jun;18(2):181-185
© 2003 Revista Brasileira de Cirurgia Cardiovascular
http://creativecommons.org/licenses/by-nc/3.0/deed.de
http://www.scielo.br/pdf/rbccv/v18n2/v18n2a12.pdf.

11) Asensio, JA.; Berne, JD; Demetriades, D; Chan, L; Murray, J; Falabella, A; Gomez, H; Chahwan, S; Velmahos, G; Cornwell, EE; Belzberg, H; Shoemaker, W; Berne, TV
One hundred five penetrating cardiac injuries: A two year prospective evaluation.
J Trauma. 1998;44(6):1073-1082.

12) Asensio, JA; Petrone, P; Karsidag, Tamer; Ramos-Kelly, JR, Demiray, S; Roldan, G; Pak-art, R; Kuncir, E
Penetrating cardiac injuries. Complex injuries and diffiult challenges
Ulus Travma Derg. 2003 Jan;9(1):1-16.

13) Athanassiadi, K; Gerazounis, M: Moustardas, M; Metaxas, E
Sternal fractures: Retrospective analysis of 100 cases
World J Surg. 2002;26:1243–1246.

14) Aydin, B; Püschel, K; Schulz, F
Delayed pericardial tamponade following a stab wound to a branch of the right coronary artery
Arch Kriminol 2006 Mar-Apr;217(3-4):101-107.

15) Banzo, I; Montero, A; Uriarte, I; Vallina, N; Hernández, A; Guede, C; Quirce, R
Coronary artery occlusion and myocardial infarction: A seldom encountered complication of blunt chest trauma
Clin Nucl Med. 1999 Feb;24(2):94-96.

16) Barden, BE; Kent, RB
Multiplepenetrating injury to the heart diagnosed with ultrasonography
South Med J. 2001 Jun;94(6):644-645.

17) Blackwell, RA; Symbas, PN
Delayed traumatic aorto-pulmonary artery fistula
J Trauma. 1998;41(1):212-213.

18) Boland, J; Limet R; Trotteur, G; Legrand, V; Kulbertus, Henri
Left main coronary dissection after mild chest trauma
Chest 1988;93;213-214.

19) Brogdon, BG, Vogel, H; McDowell, JD
A radiologic atlas of abuse, torture, terrorism and inflicted trauma
1. Auflage Februar 2003 CRC Press LLC.

20) Brohl, K (WS)
Emergency department thoracotomy
trauma.org, Jun 6, 2001, gefunden 14.03.2009
http://www.trauma.org/archive/thoracic/EDTintro.html.

21) Campbell, NC; Thomson, SR; Muckart, DJ; Meumann, CM; Van Middelkoop, I
Review of 1198 cases of penetrating cardiac trauma
Br J Surg. 1997;84(12);1737-1740.

22) Carr, CS; Alkhafaji, S; Alkhulaifi, AM
Penetrating cardiac nail gun injury
Emerg Med J. 2008 May;25(5):313.

23) Cherng, WJ; Bullard, MJ; Chang, HJ; Lin, FC

Diagnosis of coronary artery dissection following blunt chest trauma by transesophageal echokardiography
J Trauma. 1995 Oct;39(4):772-774.

24) Chiesa, R; de Moura, MR; Lucci, C; Castellano, R; Civilini, E; Melissano, G; Tshomba, Y
Blunt trauma of the thoracic aorta: mechanisms involved, diagnosis and management
J Vasc Br. 2003;2(3):197-210.

25) Chirillo, F; Totis, O; De Leo, A
Cardiogenic refractory hypoxaemia secondary to blunt chest trauma: Diagnosis by transoesophageal echocardiography
Heart. 1998 May;79(5):527-528
© 1998 BMJ Publishing Group Ltd.
http://www.pubmedcentral.nih.gov/picrender.fcgi?artid=1728692&blobtype=pdf
http://www.pubmedcentral.nih.gov/articlerender.fcgi?artid=1728692.

26) Clark, DE; Wiles 3rd, CS; Lim, MK; Dunham, CM; Rodriguez, A
Traumatic rupture of the pericardium
Surgery. 1983 Apr;93(4):495-503.

27) Claussen, CD; Miller, S; Fenchel, M; Kramer, U; Riessen, R
Pareto-Reihe Radiologie: Herz
1. Auflage 2006 Thieme, Stuttgart.

28) Cooper, DJ; Sim, KH; Bergin, P
Early diagnosis of traumatic aortic valve rupture in ICU patients using transoesophageal echocardiography
Crit Care Resusc. 2000;2:114-116
http://www.anzca.edu.au/jficm/resources/ccr/2000/june/Case1.pdf.

29) Dalvi, AN; Gondhalekar, RA; Shirhatti, RG; Joshi, SV; Sukthankar, RU; Mathur, SK
Atrial rupture following blunt chest trauma (a case report)
J Postgrad Med. 1987;33:152.

30) Dayioglu, E; Basaran, M; Ugurlucan, M; Kafali, E; Alpagut, U; Onursal, E
Repair of traumatic ventricular septal defect following blunt chest trauma by septal obliteration technique
IJTCS. 2004;20:83-185
© 2004 Inderscience Enterprises Limited
http://medind.nic.in/ibq/t04/i4/ibqt04i4p183.pdf.

31) De Amicis, V; Rossi, M; Monaco, M; Di Lello, F
Right Luxation of the heart after pericardial rupture caused by blunt trauma
Tex Heart Inst J. 2003; 30(2):140–142
© 2003 Texas Heart Institute, Houston
http://www.pubmedcentral.nih.gov/articlerender.fcgi?artid=161902
http://www.pubmedcentral.nih.gov/picrender.fcgi?artid=161902&blobtype=pdf.

32) Dent, LL; Lee, A
Survival of blunt cardiac rupture after asystolic arrest: A case report
J Trauma. 2009;66:1246-1247.

33) De Raet, J; Mees, U; Vandekerkhof, J; Hendrikx, M
Penetrating pediatric cardiac trauma caused by fall on a pencil with normal echocardiography
Interact Cardiovasc Thorac Surg. 2004;3:634–636
© 2004 Elsevier
http://icvts.ctsnetjournals.org/cgi/reprint/3/4/634.

34) De Rooij, PD; Haarman, HJ
Herniation of the stomach into pericardial sac combined with cardiac luxation caused by blunt trauma: A case report
J Trauma. 1993 Mar;34(3):453-454.

35) Desai, ND; Moussa, F; Singh, SK; Chu, P; Fremes, SE
Intraoperative flourescence angiography to determine the extent of injury after penetrating cardiac trauma
J Thorac Cardiovasc Surg. 2008 Jul;136(1):218-219.

36) De Waele, JJ; Calle, PA; Blondeel, L; Vermassen, FE
Blunt cardiac injury in patients with isolated sternal fractures: the importance of fracture grading
Eur J Trauma. 2002;28:178–82.

37) Dimopoulos, K; Angelini, A; Mencarelli, R; Thiene, G
Multiple coronary rupture after blunt chest trauma
Heart. 2003;89:594
http://www.pubmedcentral.nih.gov/articlerender.fcgi?artid=1767675.

38) Dueholm, S; Fabrin, J
Isolated coronary artery rupture following blunt chest trauma: A case report
Scand Cardiovasc J. 1986;20(2):183-184.

39) Duke, JC
Penetrating cardiac trauma,
ITACCS. 2001;Fall/Winter:74-76
http://www.itaccs.com/traumacare/archive/winter_01/cardiactrauma2.pdf.

40) Dunsire, MF; Field, J; Valentine, S
Delayed diagnosis of cardiac tamponade following isolated blunt abdominal trauma
Br J Anaesth. 2001;87(2):309-312
© 2001 by Oxford University Press
http://bja.oxfordjournals.org/cgi/reprint/87/2/309

41) Espada, R; Whisennand, HH; Mattox, KL; Beall Jr., AC
Surgical management of penetrating injuries to the coronary arteries
Surgery
1975 Dec;78(6):755-60.

42) Evans, J; Gray Jr., LA; Rayner, A; Fulton, RL
Principles for the Management of penetrating cardiac wounds
Ann Surg. 1979 Jun;189(6):777–783
http://www.pubmedcentral.nih.gov/picrender.fcgi?artid=1397211&blobtype=pdf.

43) Fedakar, R; Türkmen, N; Durak, D; Gündoğmuş ÜG
Fatal traumatic heart wounds: Review of 160 autopsy cases
IMAJ. 2005;7:498–501.

44) Foussas, SG; Athanasopoulos, GD; Cokkinos, DV
Myokardial infarction caused by blunt chest injury:
Possible mechanisms involved – case reports
Angiology. 1989;40:313-318.

45) Fulda, G; Brathwaite, CE; Rodriguez, A; Turney, SZ; Dunham, CM; Cowley, RA.
Blunt traumatic rupture of the heart and pericardium: a ten-year experience (1979-1989).
J Trauma. 1991;31(2):167-173.

46) Gavant, ML; Menke, PG; Fabian, T; Flick, PA; Graney, MJ; Gold, RE
Blunt traumatic aortic rupture: detection with helical CT of the chest
Radiology. 1995;197:125-133.

47) Genoni, M; Jenni, R; Turina, M
Traumatic ventricular septal defect
Heart. 1997;78:316-318.

48) Gerber, T; Manning, W
Noninvasive coronary angiography with cardiac computed tomography and cardiovascular magnetic resonance
UpToDate.com; Last updated: 11. Februar 2009, gefunden: 19.05.2009.

49) Gopinath, N
Thoracic Trauma
IJTCS. 2004 Jul;20(3):144-148
http://medind.nic.in/ibq/t04/i3/ibqt04i3p144.pdf.

50) Greenberg, J; Salinger, M; Weschler, F; Edelman, B; Williams, R
Circumflex coronary artery dissection following waterskiing
Chest. 1998;113:1138-1140.

51) Grinberg, AG; Finkelman JD; Piñeiro, D; Fest, H; Cazenave, C
Rupture of mitral chorda tendinea following blunt chest trauma
Clin Cardiol. 1998;21:300-301.

52) Hahn, S
„Die erste Granate, die einschlug, traf uns mitten ins Herz..." – „Mensch gegen Mensch" und die Medizin im Ersten Weltkrieg
Krieg und Medizin, S.47-60; 1. Auflage 2009 Wallstein Verlag.

53) Halpern, HJ
Clinical cardiac CT: Anatomy and function
1. Auflage 2008 Thieme Medical Publisher, New York.

54) Harrahill, M
Penetrating cardiac trauma
J Emerg Nurs. 2005 Apr;31(2):211-213.

55) Hensell, MG
Review of blunt and penetrating trauma of heart an greater vessels
Top Emerg Med. 2001 Mar;23(1):20-25.

56) Hobbs, WJ; Clarke, B; Odom, NJ
An unusual intracardiac shunt secondary to penetrating cardiac trauma
Heart. 1998 May;79:525-526
http://heart.bmj.com/cgi/content/extract/79/5/525.

57) Hsee, L; Civil, I; Kang, K
Cardiac stab injury
JNZMA. 2007 Dec;120(1267)
http://www.nzma.org.nz/journal/120-1267/2867/.

58) Ihama, Y; Miyazaki, T; Ageda, S; Arao, T; Fuke, C
An autopsy case of heart rupture from scooter accident with 3 Riders
Am J Forensic Med Pathol. 2006 Mar;27(1):87-89.

59) Ito, H; Saito, S; Miyahara, K; Takemura, H; Sawaki, S; Matsuura, A;
Traumatic ventricular septal defect following a stab wound to the chest.
Gen Thorac Cardiovasc Surg. (Japan) 2009 Mar;57(3):148-150.

60) Ivatury, RR; Nallathambi, MN; Stahl, WM; Rohman, M
Penetrating cardiac trauma; Quantifying the severity of anatomic and physiologic injury
Ann Surg. 1987 Jan;205(1):61-66.

61) Jackowski, C; Thali, M; Sonnenschein, M; Aghayev, E; Yen, K; Dirnhofer, R; Vock, P
Visualization and quantification of air ambolism structure by processing postmortem MSCT data
J Forensic Sci. 2004 Nov;49(6):1339-1342.

62) Janson, JT; Harris, DG; Pretorius, J; Rossouw, GJ
Pericardial rupture and cardiac herniation after blunt chest trauma
Ann Thorac Surg. 2003;75:581-582
http://ats.ctsnetjournals.org/cgi/reprint/75/2/581.

63) Karmy-Jones, R; van Wijngaarden, MH; Talwar, MK; Lovoulos, C Cardiopulmonary Bypass for resuscitation after penetrating cardiac trauma
Ann Thorac Surg. 1996;61:1244-1245
http://ats.ctsnetjournals.org/cgi/content/full/61/4/1244.

64) Kissane, RW
Traumatic heart disease: Nonpenetrating injuries
Circulation. 1952;6;421-425.

65) Kohli, S; Saperia, GM; Waksmonski, CA; Pezella, S; Singh JB
Coronary artery dissection secondary to blunt chest trauma
Cathet Cardiovasc Diagn. 1988;15:179-183.

66) Körner, M; Krötz, MM; Degenhart, C; Pfeifer, KJ; Reiser, MF; Linsenmaier, U
Current role of emergency US in patients with major trauma
Radiographics. 2008 Jan-Feb;28(1):225 – 242.

67) Krejci, CS; Blackmore, CC; Nathens, A
Hemopericardium: An emergent finding in a case of blunt cardiac injury
AJR Am J Roentgenol. 2000;175:250
© 2000 American Roentgen Ray Society

68) LeBlang, SD, Dolich, MO
Imaging of penetrating thoracic trauma
J Thorac Imaging. 2000 Apr;15(2):128-135.

69) Lee, DW; Garnic, JD
Acute anterior wall myocardial infraction secondary to blunt chest trauma – A case report
Angiology. 1990;41:82-84.

70) Legome, E
Blunt cardiac injury (BCI) in adult trauma
UpToDate Oktober 2008, gefunden 24.04.2009.

71) Legome, E
General approach to blunt thoracic trauma in adults
UpToDate Januar 2009, gefunden 19.04.2009.

72) Leibecke, T; Stoeckelhuber, BM; Gellissen, J; Bartels, C; Meier, T; Eberhardt, F; Helmberger, T; Rademaker, J
Posttraumatic and postoperative cardiac luxation: computed tomography findings in nine patients
J Trauma. 2008 Mar;64(3):721-726.

73) Mahenthiran J; Weerackody H
Bullet in the heart
Clin Cardiol. 1999 Feb;22(2):128
© 1999 John Wiley and Sons
http://onlinelibrary.wiley.com/doi/10.1002/clc.4960220215/pdf.

74) Makaryus, AN; Manetta, F; Goldner, B; Stephen, B; Rosen, SE; Park, CH
Large left ventricular pseudoaneurysm presenting 25 years after penetrating chest trauma
J Interv Cardiol. 2005 Jun;18(3):193-200.

75) Mancini, MC (WS)
Blunt chest trauma
Thoracic Surgery, emedicine Oct 23, 2008, gefunden 15.04.2009.

76) Marshall, WG; Bell, JL; Kouchoukos, NT
Penetrating cardiac trauma
J Trauma. 1984 Feb;24(2):147-149.

77) Masuda, Y; Natio, S; Aoyagi, Y; Yamada, Z; Uda, T; Nobuhiro, M; Watanabe, S
Coronary artery calcification detected by CT: Clinical significance and angiographic correlates
Angiology. 1990;41:1037-1047.

78) Meyer, DM; Grayburn, PA; Jessen, ME
The use of echocardiography to detect cardiac injury after penetrating thoracic trauma- a prospectiv study
J Trauma. 1994 Jul;37(1):150.

79) Meyer, DM; Jessen, ME; Grayburn, PA
Use of echocardiography to detect occult cardiac injury after penetrating thoracic trauma: A prospectiv study
J Trauma. 1995 Nov;39(5)902-909.

80) Morales, JM; Patel, SG; Monarrez, C; Saldehar, A; Simpson, JW
Air pellet embolization after penetrating cardiac injury
J Trauma. 2000 Oct;49(4):774-775.

81) Murillo, CA; Owens-Stovall, S; Kim, S; Thomas, RP; Chung, DH
Delayed cardiac tamponade after blunt chest trauma in a child
J Trauma. 2002 Mar;52(3):573-575.

82) Nagy, KK; Lohmann, C; Kim, DO; Barrett, J
Role of echocardiography in the diagnosis of occult penetrating cardiac injury
J Trauma. 1995 Jun;38(6):859-862.

83) Naughton, MJ; Brissie, RM; Bessey, PQ; McEachern, MM; Donald, JM; Laws, HL
Demography of penetrating cardiac trauma
Ann Surg. 1989 Jun;209(6):676-683
http://www.pubmedcentral.nih.gov/articlerender.fcgi?artid=1494130.

84) Navsaria, PH; Nicol, AJ
Video-assisted thoracoscopic pericardial window for penetrating cardiac trauma
S Afr J Surg. 2006 Feb;44(1):18-20
http://www.sajs.org.za/index.php/sajs/article/viewFile/83/44.

85) Novitsky, YW; Mostafa G; Sing, RF; Lipford, E; Heniford, BT
Fatal caediac air embolism
Injury. 2006 Jan;37(1):78-80.

86) Orliaguet, G; Ferjani, M; Riou, B
The heart in blunt trauma
Anesthesiology. 2001 Aug;95:544-548.

87) Özyazicio, A; Ateş, A; Cev, M; Karapolat, S; Bozkurt, E; Koçak, H
Penetrating cardiac injuries
Turk J Med Sci. 2002 Mar;32:499-503
http://journals.tubitak.gov.tr/medical/issues/sag-02-32-6/sag-32-6-10-0203-10.pdf.

88) Paç, FA; Cağdaş, DN
Ventricular septal diverticule and ventricular septal defect after penetrating cardiac trauma
Anadolu Kardiyol Derg. 2009 Feb;9(1):62-63.

89) Parmley, LF; Manion, WC; Mattingly, TW
Nonpenetrating traumatic injury of the heart
Circulation. 1958 Sep;18:371-396.

90) Peebles, CR
Non-invasive coronary imaging: computed tomography or magnetic resonance imaging?
Heart. 2003 Jun;89:591–594
http://ukpmc.ac.uk/picrender.cgi?artid=987685&blobtype=pdf.

91) Pesenti-Rossi, D; Godart, F; Dubar, A; Rey, C
Transcatheter closure of traumatic ventricular septal defect
Chest. 2003 Jun;123:2144-2145
© 2003 American College of Chest Physicians
http://www.chestjournal.org/content/123/6/2144.full.pdf.

92) Place, RJ; Cavanaugh, DG
Computed tomography to diagnose pericardial rupture
J Trauma. 1995 May;38(5):822–823.

93) Pollak, S; Stellwag-Carion, C
Delayed cardiac rupture due to blunt chest trauma
Am J Forensic Med Pathol. 1991 Jun;12(2):153-156.

94) Porembka, DT; Johnson, DJ; Holt, BD; Reising, J; Davis, K; Koutlas,T
Penetrating cardiac trauma: A perioperative role for transesophageal echocardiography
Anesth Analg. 1993 Dec;77(6):1275-1277.

95) Potaris, K; Gakidis, J; Mihos, P; Voutsinas, V; Deligeorgis, A; Petsinis, V
Management of sternal fractures: 239 cases
Asian Cardiovasc Thorac Ann. 2002 Jun;10(2):145-149
http://asianannals.ctsnetjournals.org/cgi/reprint/10/2/145.

96) Preiss, M; Besler, K; Zerkowski, HR
Suicidal crossbow bolt cardiac injury
Surgery. 2003 Feb;133(2):228-229.

97) Prenger, KB; Ophuis, TO; van Dantzig, JM
Traumatic tricuspid valve rupture with luxation of the heart

Ann Thorac Surg. 1995 Jun;59:1524-1527
http://ats.ctsnetjournals.org/cgi/content/full/59/6/1524.

98) Rashid, MA; Lund, JT
Trauma to the heart and thoracic aorta: the Copenhagen experience
Interact Cardiovasc Thorac Surg. 2003 Mar;2(1):53–57.

99) Rashid, MA; Wikström, T; Örtenwall, P
Cardiac injuries: A ten-year experience
Eur J Surg. 2000 Jan;166(1):18–21.

100) Rippey, JC; Rao, S; Fatovich, D
Blunt traumatic rupture of the pericardium with cardiac herniation
CJEM Can J Emerg Med. 2004 Mar;6(2):126-129
http://www.caep.ca/template.asp?id=527482FAE31430C95CB687E58CAD9A2.

101) Rozycki, GS; Feliciano, DV; Ochsner, M; Knudson, M; Hoyt, DB; Davis, F; Hammerman, D; Figuerdo, V; Harviel, JD; Han, DC, Schmidt, JA
The role of ultrasound in patients with possible penetrating cardiac wounds: A prospective multicenter study
J Trauma. April 1999 Apr;46(4):543-552.

102) RSNA (WS)
Forensic radiology makes virtual autopsy a reality
Dec. 3, 2003, gefunden 11.06.2005
http://rsna2003.rsna.org/rsna2003/VBK/index.cvn?id=66664.

103) Sadaba, JR; Oswal, D; Munsch, CM
Management of isolated sternal fractures: Determining the risk of blunt cardiac injury
Ann R Coll Surg Engl. 2000 May;82(3):162-166.

104) Salídas, R; González, R; Núñez, E; Alarcón, E; Santander, C; Seguel, E; Gyhara, A
Proyectiles cardíacos
Rev. Chilena Cirugía. 2003 Feb;55(1):70-74.

105) Schnyder, P; Wintermark, M; Baert, AL
Radiology of blunt trauma of the chest
1. Auflage April 2000 Springer, Berlin.

106) Schünke, M; Schulte, E; Schumacher, U
Prometheus- Lernatlas der Anatomie; Hals und Innere Organe
1. Auflage 2005 Georg Thieme Verlag, Stuttgart.

107) Scorpio, RJ; Wesson, DE; Smith, CR; Hu, X; Spence, L
Blunt cardiac injuries in children: A posmortem study
J Tauma. 1996 Aug;41(2):106-309.

108) Siavelis, HA; Marsan, R; Marshall, WJ; Maull, K
Aortoventricular fistula secondary to blunt trauma: A case report and review of the literature
J Trauma. 1997 Oct;43(4):713-715.

109) Sinha, AK; Agrawal, RK; Singh, A; Kumar, R; Kumar, S; Kumar, A
Acute myocardial infarction due to blunt chest trauma
Indian Heart J. 2002 Nov-Dec;54(6):713–714
© 2002 Indian Heart Journal
http://indianheartjournal.com/2001-5/NovDec2002/Acute-Myocardial/Acute-Myocardial.pdf.

110) Skoularigis, J; Essop, M; Sareli P
Usefulness of transoesophageal echocardiography in the early diagnosis of penetrating stab wounds to the heart
Am J Cardiol. 1994 Feb 15;73(5):407-409.

111) Steinwender, C; Hofmann, R; Leisch, F
Pseudo-pericardial tamponade after perforation of the right coronary artery
Heart. 2004 Jun;90(6):36
© 2004 BMJ Publishing Group Ltd.
http://www.pubmedcentral.nih.gov/picrender.fcgi?artid=1768291&blobtype=pdf.

112) Straub, A; Beierlein, W; Kuttner, A; Hahn, U; Raygrotzki, S; Ziemer, G
Isolated coronary artery rupture after blunt chest trauma
Thorac Cardiovasc Surg. 2003 Apr;51(2):97-98.

113) Symbas, NP
Penetrating cardiac wounds; Evolution of diagnosis treatment and results over a 30 year period
Archives of Hellenic Medicine. 2002;19(3):301–304.

114) Tassiopoulos, AK; Carlin, RE; Dibos, L; McGraw, DJ
Cardiac rupture due to blunt trauma
Southern Medical J. 1997 Jul;90(7):740-742.

115) Thali, MJ; Yen, K; Vock, P; Ozdoba, C; Kneubuehl, BP; Sonnenschein, M; Dirnhofer, R
Image-guided virtual autopsy findings of gunshot victims performed with multi-slice computed tomography and magnetic resonance imaging and subsequent correlation between radiology and autopsy findings.
Forensic Sci Int. 2003 Dec 17;138(1-3):8-16.

116) Thors, A; Guarneri, R; Costantini, EN; Richmond, GJ
Atrial septal rupture, flail tricuspid valve, and complete heart block due to nonpenetrating chest trauma
Ann Thorac Surg. 2007;83:2207–2210.

117) Thuny, F; Jacquier, A; Riberi, A; Avierinos, JF; Renard, S; Collart, F; Luanika, X; Bartoli, JM; Métras, D; Habib, G
Ventricular septal rupture after nonpenetrating chest trauma
Findings from real-time three-dimensional echocardiography and cardiac magnetic resonance
Circulation. 2005 Nov;29:339-340.

118) Tomaselli, F, Gabor S, Mächler H, Smolle-Jüttner FM
Severe heart laceration in penetrating chest trauma: thoracoscopy as a key to diagnosis.

Interactive CardioVascular and Thoracic Surgery
http://icvts.ctsnetjournals.org/
© 2003 European Association of Cardio-Thoracic Surger
http://icvts.ctsnetjournals.org/misc/terms.dtl

119) Topaloglu, S; Aras, D; Cagil, K; Ergun, Kumral; Deveci, B; Demir, A; Korkmaz,S
Penetrating trauma to the mitral valve and ventricular septum
Tex Heart Inst J. 2006;33(3):392-395.

120) Türk, EE; Tsokos, M
Blunt cardiac trauma caused by fatal falls from height: An autopsy-based assesment of the injury pattern
J Trauma. 2004;57(2):301-304.

121) Tyburski, JG; Astra, L; Wilson, RF; Dente, C; Steffens, C
Factors affecting prognosis with penetrating wounds of the heart
J Trauma 2000 Apr;48(4):587-591.

122) Tyburski, JG; Shahani, R; Galla, J (WS)
Penetrating chest trauma
e-medicine Oct 10, 2008, gefunden 11.06.2005
http://emedicine.medscape.com/article/425698-overview.

123) van Son, JA, Danielson, GK; Schaff, HV; Miller Jr., FA
Traumatic tricuspid valve insufficiency - Experience in thirteen patients
J Thorac Cardiovasc Surg. 1994;108:893-898.

124) Vignon, P; Boncoeur, MP; François, B; Rambaud, G; Maubon, A; Gastinne, H
Comparison of multiplane transesophageal echocardiography and contrast-enhanced helical CT in the diagnosis of blunt traumatic cardiovascular injuries
Anesthesiology. 2001;94:615.

125) Voyce, SJ; Ball, SP; Gore, JM; Shine, WJ; Weiner, BH
Angiographically documented thrombotic coronary artery occlusion secondary to mild nonpenetrating thoracic trauma

Cathet Cardiovasc Diagn. 1991;24:179-181.

126) Wait, MA; Mueller, M; Barth, MJ; Brickner, E; Salman, T; Jessen, M
Traumatic coronary sinocameral fistula from penetrating cardiac injury: Case report and review of the literature
J Trauma. 1994 Jun;36(6):894-897.

127) Wall, MJ; Mattox, KL; Chen, CD; Baldwin, JC
Acute management of complex cardiac injuries
J Trauma. 1997 May;42(5):905-912.

128) Wall, MJ; Mattox, KL; Wolf, DA
The cardiac pendulum: Blunt rupture of the pericardium with strangulation of the heart
J Trauma. 2005 Jul;59(1):136-142.

129) Wall, MJ; Soltero, ER
Trauma to cardiac valves
Curr Opin Cardiol. 2002;17:188-192.

130) Weiss, RL; Brier, JA; O'Connor, W; Ross, S; Brathwaite, CM
The usefulness of transesophageal echocardiography in diagnosing cardiac contusions
Chest. 1996;109:73-77.

131) Wilke, A; Kruse, T; Hesse, H; Bittinger, A; Moosdorf, R; Maisch, B
Papillary muscle injury after blunt chest injury
J Trauma. 1997 Aug;43(2):360-361.

132) Wong, PS
Article: A Case of a twisted heart due to blunt trauma
Singapore Med J. 2002 Vol 43(11):590 Letter to the Editor
http://www.sma.org.sg/smj/4311/4311le1.pdf.

Abbildungsverzeichnis

1) Abb. 3.1.1.1: B Vogel modifiziert nach Prometheus [107]
2) Abb. 3.1.1.2: B Vogel modifiziert nach Prometheus [107]
3) Abb. 3.2.1: B Vogel modifiziert nach Prometheus [107]
4) Abb. 3.3.1.1a-d: Prof. H Vogel, Asklepiosklink St. Georg
5) Abb. 3.3.1.2a und b: RSNA 2003 Internet 11.06.2005, http://rsna2003.rsna.org/rsna2003/VBK/index.cvn?id=66664 [102]
6) Abb. 3.3.1.3a und b: B Vogel
7) Abb. 3.3.1.4: Prof. H Vogel, Asklepiosklinik St. Georg
8) Abb. 3.3.1.5a und b: Pesenti-Rossi et al. 2003, © 2003 American College of Chest Physicians [91]
9) Abb. 3.3.1.6a-c: Dayioglu et al. 2004, © 2004 Inderscience Enterprises Limited, mit freundlicher Genehmigung von Dr. M Ugurlucan, Business Hospital, Cardiovascular Surgery Clinic, Istanbul [30]
10) Abb. 3.3.1.7a und b: Chirillo et al. 1998, © 1998 BMJ Publishing Group Ltd. [25]
11) Abb. 3.3.1.8a-c: Arruda Filho et al. 2004 Internet 05.06.2005,
© 2003 Revista Brasileira de Cirurgia Cardiovascular,
http://creativecommons.org/licenses/by-nc/3.0/deed.de [10]
12) Abb. 3.3.1.9: Cooper et al. 2000 Internet 05.06.2005, mit freundlicher Genehmigung von Prof. DJ Cooper, The Alfred Hospital Melbourne, Intensive Care Research Centre, Australia [28]
13) Abb. 3.3.1.10a und b: Krejci et al. 2000, © 2000 American Roentgen Ray Society [67]
14) Abb. 3.3.2.1a und b: Prof. H Vogel, Asklepiosklinik St. Georg
15) Abb. 3.3.2.2a und b: Dunsire et al. 2001, © 2001 Oxford University Press [40]
16) Abb. 3.3.2.3a-d: De Amicis et al. 2003, © 2003 Texas Heart Institute, Houston [31]
17) Abb. 3.3.2.4: Wong Pong Sing 2003, mit freundlicher Genehmigung von Dr. PS Wong, Heart & Lung Surgery Clinic, Singapore [132]
18) Abb. 3.3.2.5a und b: Rippey et al. 2004 freundliche Genehmigung von Dr. S Rao, Royal Perth Hospital, Trauma Service, Australia [100]
19) Abb. 3.3.2.6: B Vogel
20) Abb. 3.3.3.1a und b: Sinha et al. 2003, © 2003 Indian Heart Journal [105]
21) Abb. 3.3.3.2a-c: Prof. BG Brogdon, University of South Alabama
22) Abb. 3.3.3.3a und b: Steinwender et al. 2004, © 2004 BMJ Publishing Group Ltd. [111]

23) Abb. 3.3.4.1a und b: Prof. BG Brogdon, University of South Alabama
24) Abb. 3.3.4.2a-e: Aghayev et al. 2003, mit freundlicher Genehmigung von Prof. M Thali und Dr. C Jackowski [2]
25) Abb. 3.3.4.3a und b: RSNA 2003 Internet 11.06.05, http://rsna2003.rsna.org/rsna2003/VBK/index.cvn?id=66664 [102]
26) Abb. 3.3.4.4a und b: RSNA 2003 Internet 11.06.05, http://rsna2003.rsna.org/rsna2003/VBK/index.cvn?id=66664 [102]
27) Abb. 3.3.5.1: Prof. H Vogel, Asklepiosklinik St. Georg
28) Abb. 3.3.5.2a und b: De Raet et al. 2005, © 2004 Elsevier [33]
29) Abb. 3.3.5.3a und b: Prof. H Vogel, Asklepiosklinik St. Georg
30) Abb. 3.3.5.4: Prof. H Vogel, Asklepiosklinik St. Georg
31) Abb. 3.3.5.5a-c: Prof. H Vogel, Asklepiosklinik St. Georg
32) Abb. 3.3.5.6a und b: Prof. H Vogel, Asklepiosklink St. Georg
33) Abb. 3.3.5.7a-c: Prof. H Vogel, Asklepiosklinik St. Georg
34) Abb. 3.3.5.8a und b: Prof. H Vogel, Asklepiosklinik St. Georg
35) Abb. 3.3.5.9a und b: Mahenthiran und Weerackody 1999, © 1999 John Wiley and Sons [73]
36) Abb. 3.3.5.10a-d: Prof. BG Brogdon, University of South Alabama
37) Abb. 3.3.5.11a und b: Prof. H Vogel, Asklepiosklinik St. Georg
38) Abb. 3.3.5.12a und b: Prof. BG Brogdon, University of South Alabama
39) Abb. 3.3.5.13a und b: Prof. Kamenica, Militärkrankenhaus Belgrad, mit freundlicher Genehmigung
40) Abb. 3.3.5.14a-c: Prof. BG Brogdon, University of South Alabama
41) Abb. 3.3.5.15a und b: Tomaselli et al. 2003, © 2003 European Association of Cardio-Thoracic Surger [118]
42) Abb. 3.3.5.16a-d: Prof. H Vogel, Asklepiosklinik St. Georg
43) Abb. 3.3.6.1a-c: Prof. H Vogel, Asklepiosklinik St. Georg
44) Abb. 3.3.6.2a-c: Prof. H Vogel, Asklepiosklinik St. Georg
45) Abb. 3.3.6.3a-d: Prof. H Vogel, Asklepiosklinik St. Georg
46) Abb. 3.3.6.4a-c: Prof. H Vogel, Asklepiosklinik St. Georg
47) Abb. 3.3.7.1: B Vogel modifiziert nach Prometheus [107]
48) Abb. 3.3.7.2a und b: B Vogel modifiziert nach Prometheus [107]
49) Abb. 3.3.7.3a und b: B Vogel modifiziert nach Prometheus [107]
50) Abb. 3.3.7.4a und b: B Vogel modifiziert nach Prometheus [107]
51) Abb. 3.3.8.1: B Vogel

52) Abb. 3.3.8.2a und b: B Vogel, CT und Virtuelle Endoskopie, Osirix
53) Abb. 3.3.8.3a-c: B Vogel, 3D-Rekonstrukion, Osirix
54) Abb. 3.3.8.4a und b: B Vogel, 3D-Rekonstruktion, Osirix
55) Abb. 3.3.8.5: B Vogel
56) Abb. 3.4.1.1: B Vogel, Virtuelle Endoskpoie, Osirix
57) Abb. 3.4.1.2a und b: B Vogel, Virtuelle Endoskopie, Osirix
58) Abb. 3.4.1.3: B Vogel, Virtuelle Endoskopie, Philips
59) Abb. 3.4.1.4: B Vogel, Virtuelle Endoskopie, Osirix,
60) Abb. 3.4.1.5: B Vogel, Virtuelle Endoskopie, Osirix
61) Abb. 3.4.1.6: B Vogel, Virtuelle Endoskopie, Osirix
62) Abb. 3.4.1.7: B Vogel, Virtuelle Endoskopie, Philips
63) Abb. 3.4.1.8: B Vogel, Virtuelle Endoskopie, Philips
64) Abb. 3.4.1.9: B Vogel, Virtuelle Endoskopie, Osirix
65) Abb. 3.4.1.10a-d: B Vogel, Virtuelle Endoskopie, Osirix
66) Abb. 3.4.1.11a-d: B Vogel, Virtuelle Endoskopie, Osirix
67) Abb. 3.4.1.12: B Vogel, Virtuelle Endoskopie, Philips
68) Abb. 3.4.2.1: B Vogel, Virtuelle Endoskopie, Osirix
69) Abb. 3.4.2.2: B Vogel, Virtuelle Endoskopie, Philips
70) Abb. 3.4.3.1: B Vogel, Virutelle Endoskopie, Osirix
71) Abb. 3.4.3.2: B Vogel, Virtuelle Endoskopie, Osirix
72) Abb.3.5.1.1: B Vogel
73) Abb.3.5.1.2: B Vogel
74) Abb.3.5.1.3: B Vogel
75) Abb.3.5.1.4: B Vogel
76) Abb.3.5.1.5: B Vogel
77) Abb.3.5.2: B Vogel
78) Abb.3.5.3.1: B Vogel
79) Abb.3.5.3.2: B Vogel
80) Abb.3.5.5a und b: B Vogel, 3D-Ausgussbild, Osirix
81) Abb. 4.1a und b: Dr. V Hazebroucq, Centre Hospitalier Universitaire Cochin, Paris, mit freundlicher Genehmigung

8. Danksagung

Herrn Prof. Dr. med. Klaus Püschel, Direktor des Instituts für Rechtsmedizin des Universitätsklinikums Hamburg-Eppendorf, danke ich für die Ermöglichung der Arbeit, die Geduld, die Aufnahme am Institut und die Unterstützung.

Herrn Dr. med. Axel Heinemann, Leitender Oberarzt am Institut für Rechtsmedizin des Universitätsklinikums Hamburg-Eppendorf, Herrn Dr. med. Axel Gehl und Herrn Dr. med. Michael Kammal, Forensische Radiologie am Institut für Rechtsmedizin des Universitätsklinikums Hamburg-Eppendorf, danke ich für die gute Zusammenarbeit, die Unterstützung und die weiterführenden Einfälle.

Herrn. Prof. Dr. med. Michael Thali, Direktor des Instituts für Rechtsmedizin der Universität Zürich, ehemals Inselspital Bern, und Herrn Dr. med Christian Jackowski, Arbeitsgruppe Virtopsy, Institut für Rechtsmedizin, Inselspital Bern, danke für die Betreuung in Bern, den Austausch und die zur Verfügung gestellten Befunde.

Herrn Prof. Dr. med. Gill Brogdon, University of South Alabama, danke ich für die Freundlichkeit, das Engagement, die Befunde und Vergrößerung meiner Sammlung.

Herrn Prof. Dr. med. Dr. jur. Hans-Jürgen Kaatsch, Direktor des Instituts für Rechtsmedizin des Universitätsklinikums Schleswig-Holsteins, und Herrn Urs Wiesbrock, Institut für Rechtsmedizin des Universitätsklinikums Schleswig-Holsteins, danke ich für die nette Aufnahme bei meinem Besuch und die zur Verfügung gestellten Autopsiebefunde und Bilder.

Herrn Prof. Dr. med. Martin Heller, Chefarzt der Klinik für diagnostische Radiologie des Universitätsklinikums Schleswig-Holstein, und Herrn PD Dr. med. Friedrich-Christian Rieß und Frau Schlizio, Herzchirurgische Abteilung des Albertinen-Krankenhauses Hamburg, danke ich für Gespräch, Befunde und freundliche Aufnahme.

Herrn Prof. Dr. med. Hermann Vogel, Forensische Radiologie am Institut für Rechtsmedizin des Universitätsklinikums Hamburg-Eppendorf, ehemals Chefarzt am Albers-Schönberg-Institut für Röntgendiagnostik an der Asklepiosklinik St. Georg, danke ich für Befunde, seine Motivation, Hilfestellung und den Wissensaustausch.

Ich danke den zitierten Autoren, den Journals und den Verlagen für die freundliche Genehmigung zur Verwendung Ihrer Abbildungen.

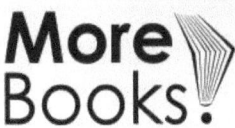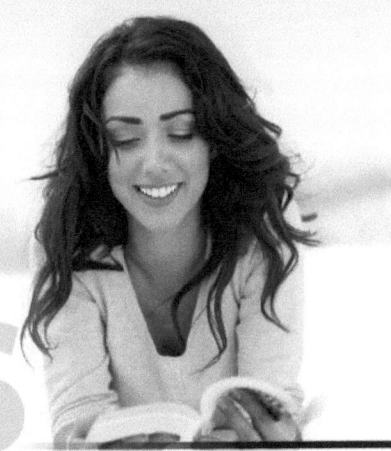

I want morebooks!

Buy your books fast and straightforward online - at one of world's fastest growing online book stores! Environmentally sound due to Print-on-Demand technologies.

Buy your books online at
www.morebooks.shop

Kaufen Sie Ihre Bücher schnell und unkompliziert online – auf einer der am schnellsten wachsenden Buchhandelsplattformen weltweit! Dank Print-On-Demand umwelt- und ressourcenschonend produziert.

Bücher schneller online kaufen
www.morebooks.shop

KS OmniScriptum Publishing
Brivibas gatve 197
LV-1039 Riga, Latvia
Telefax: +371 686 204 55

info@omniscriptum.com
www.omniscriptum.com

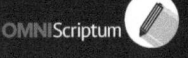

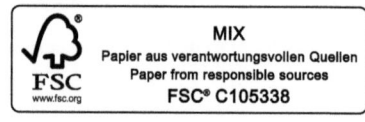

Printed by Books on Demand GmbH, Norderstedt / Germany